Dr. med. Jutta Walter / Dr. med. Knut O.K. Hoffmann
Partnerschaftliche Empfängnisregelung

Dr. med. Jutta Walter
Dr. med. Knut O.K. Hoffmann

Partnerschaftliche Empfängnisregelung

Natürliche und chemisch-mechanische Verhütungsmethoden

25 Abbildungen, 3 Tabellen

Hippokrates Ratgeber

CIP-Kurztitelaufnahme der Deutschen Bibliothek

Walter, Jutta:
Partnerschaftliche Empfängnisregelung : natürl. u. chem.-mechan.
Verhütungsmethoden / Jutta Walter; Knut O. K. Hoffmann. –
Stuttgart: Hippokrates-Verlag, 1986.
(Hippokrates-Ratgeber)
ISBN 3-7773-0754-8

NE: Hoffmann, Knut O. K.:

Anschrift der Verfasser:

Dr. med. Jutta Walter   Dr. med. Knut O. K. Hoffmann
Langgewann 45   Lindenplatz 7
6900 Heidelberg   7500 Karlsruhe

Wichtiger Hinweis
Medizin als Wissenschaft ist ständig im Fluß. Forschung und klinische Erfahrung erweitern unsere Kenntnisse, insbesondere was Behandlung und medikamentöse Therapie anbelangt. Soweit in diesem Werk eine Dosierung oder eine Anwendungsweise erwähnt wird, darf der Leser zwar darauf vertrauen, daß Autoren, Herausgeber und Verlag größte Mühe darauf verwandt haben, daß diese Angabe genau dem **Wissensstand bei Fertigstellung** des Werkes entspricht. Dennoch ist jeder Benutzer aufgefordert, die Beipackzettel der verwendeten Präparate zu prüfen, um in eigener Verantwortung festzustellen, ob die dort gegebene Empfehlung für Dosierungen oder die Beachtung von Kontraindikationen gegenüber der Angabe in diesem Buch abweicht. Eine solche Prüfung ist besonders wichtig bei selten verwendeten Präparaten oder solchen, die neu auf den Markt gebracht worden sind. Geschützte Warennamen (Warenzeichen) werden nicht besonders kenntlich gemacht. Aus dem Fehlen eines solchen Hinweises kann also nicht geschlossen werden, daß es sich um einen freien Warennamen handele.

ISBN 3-7773-0754-8

© Hippokrates Verlag GmbH, Stuttgart 1986

Printed in Germany 1986. Umschlaggestaltung: Bruno Feuerbacher, 7000 Stuttgart. Umschlagfoto: Petra Ehrler, 6200 Wiesbaden. Satz: Fotosatz Sauter GmbH, 7334 Süßen. Druck: Buch- und Offsetdruckerei Schäuble, 7000 Stuttgart.
Schrift: 9/10,5 Punkt Times (Berthold)

Inhalt

Vorwort

Dieser Ratgeber ist aus der langjährigen Erfahrung der Beratungspraxis entstanden. Wir haben vieles von dem zusammengetragen, was wir in zahlreichen Gesprächen so häufig Frauen und Männern vermitteln. Die Ratsuchenden haben aber auch unsere Erkenntnisse durch ihre eigenen mitgeteilten Erfahrungen immer wieder bereichert. Erst durch diesen Austausch kann eine partnerschaftliche Entscheidung zur Verwendung einer empfängnisregelnden Methode führen. Da dies in ganz besonderem Maße für die Benutzung der Barriere-Methoden – eine andere Bezeichnung für mechanische und chemische Verhütung – und für die Natürliche Familienplanung gilt, haben wir sie in dem vorliegenden Buch gemeinsam besprochen. Schließlich werden beide Methoden nicht gerade selten in unterschiedlichsten Kombinationen angewendet. Diese Methoden haben ferner gemeinsam, daß sie ohne Rezept und ständige medizinische Kontrolle unabhängig vom Arztbesuch benutzt werden können.

Damit entfällt natürlich auch die Möglichkeit, Informationen zu bekommen und bei Unklarheiten nachzufragen. Gerade deshalb erscheint es uns wichtig, die Methoden, die immer nur einzeln, mehr oder weniger ausführlich in Broschüren nachzulesen sind oder unter wissenschaftlichen Aspekten in Fachbüchern abgehandelt werden, zusammen in einem Ratgeber darzustellen. Zum besseren Verständnis werden erst die körperlichen Funktionen der Fortpflanzung dargestellt. Im Anschluß daran werden die heute gebräuchlichen Methoden der »Natürlichen Familienplanung« erklärt und ihre Anwendungsregeln erläutert. Es folgt die ausführliche Beschreibung der Anwendungstechnik der Barriere-Methoden: Kondom, chemische Mittel, Diaphragma und Portiokappe.

Da die Frage nach der Sicherheit und nach den möglichen Fehlerquellen bei der praktischen Anwendung erfahrungsgemäß einen vorrangigen Platz in der Beratung einnimmt, gilt ihr in dem Ratgeber ein besonderes Augenmerk. Schließlich werden die Vorteile und Nachteile der einzelnen Methoden besprochen, sowie deren Grenzen aufgezeigt.

Die beschriebenen Methoden haben ebenso begeisterte Anhänger, wie sie andererseits auf völlige Ablehnung stoßen. Wir sind uns bewußt, wie sehr die Akzeptanz einer Methode nicht nur von der Motivation der Anwender, sondern auch von der Einstellung des Beraters abhängen kann. Gerade dieses Bewußtsein hat uns darauf achten lassen, sachlich, nicht bewertend, zu informieren.

Wir wenden uns mit diesem Ratgeber nicht nur an junge Paare, die sich vor »dem ersten Mal« rechtzeitig Gedanken um eine bewußte und verantwortungsvolle Empfängnisverhütung machen. Wir wollen auch die »Erfahrenen«

in ihrer Suche nach einer »gesünderen Methode« unterstützen und ihnen Tips und Anwendungsregeln geben, damit sie vielleicht mit der natürlichen Familienplanung und den Barriere-Methoden noch etwas besser zurechtkommen. Wenn die Ausführungen dazu beitragen, daß die Leserin und der Leser das für ihre jeweilige Lebenssituation annähernd ideale Verhütungsmittel finden, so hat sich das Ziel dieses Ratgebers erfüllt.

Aber auch für die Berater aus den unterschiedlichsten Berufsgruppen kann dieses Buch eine informative Unterstützung sein.

Es ist uns ein Bedürfnis, an dieser Stelle Frau *Irmgard Bender* für die umfangreichen Schreibarbeiten bei der Abfassung des Manuskriptes zu danken.

Dem Hippokrates-Verlag, insbesondere Frau *Dorothee Seiz,* sind wir für die wertvollen Anregungen und die gute Zusammenarbeit zu besonderem Dank verpflichtet.

Aber auch die Nachsicht und das geduldige Verständnis unserer Familien war uns beim Erstellen dieses Buches eine große Hilfe.

April 1986
Jutta Walter
Knut O.K. Hoffmann

1. Einleitung

Zu Beginn der sechziger Jahre wurde die ovulations- oder eisprunghemmende »Pille« zur Empfängnisverhütung bekannt; sie fand in kurzer Zeit eine geradezu rasante Verbreitung. Viele Menschen waren damals davon überzeugt, endlich das »ideale« Verhütungsmittel gefunden zu haben, denn es versprach höchste Sicherheit und bequeme Anwendung. Ganz besonders aber wurde auch die Unabhängigkeit der Frau geschätzt, die sich nicht mehr nur auf die Zuverlässigkeit des männlichen Partners verlassen mußte.

Mit der vom Arzt verschriebenen Pille kam vor allem auch erstmals eine freiere und öffentliche Diskussion über die Regulierung der Fruchtbarkeit zustande; über Kondom und *Knaus-Ogino*-Methode wurde bislang nur hinter vorgehaltener Hand gesprochen. Zweifellos ist mit der Existenz der kleinen weißen oder rosa Pille einiges in Bewegung geraten. Die Schlagzeilen der Presse griffen immer wieder zu, und immer neue Begriffe entstanden. Als »Mittel zur sexuellen Befreiung« der Frau einst enthusiastisch begrüßt, wurde das Verhütungsmittel alsbald von Kritikern für den »Untergang der Moral und Sitte« verantwortlich gemacht, eine »Pillenenzyklika« kam aus Rom, und die Bevölkerungskurve rutschte in den »Pillenknick«.

Fast zwanzig Jahre sind seither vergangen; in dieser Zeit wurden eine Reihe von unerwünschten Nebenwirkungen und auch Risiken bekannt, die gegen die Einnahme der Ovulationshemmer sprechen können. Ängstliche Vorsicht, Ernüchterung und eine gewisse »Pillenmüdigkeit« haben sich im Laufe der Zeit bei nicht wenigen langjährigen Benutzerinnen eingestellt. Ein verändertes Körper- und Gesundheitsbewußtsein führte zunehmend mehr Frauen und Männer zu einer kritischeren Auswahl der Verhütungsmittel. In der ärztlichen Praxis und in den Familienplanungs-Beratungsstellen finden sich immer häufiger Frauen in Begleitung ihres Partners ein, die nach Erfahrungen mit Pille und Spirale jetzt eine – wie sie selbst oft sagen – »gesündere« Empfängnisverhütung suchen. Dabei geht es meist um Methoden, deren Wirkungen leichter zu verstehen und abzuschätzen sind. »Wie« und »warum« Hormone oder Kupferfäden im Körper wirken, ist nur selten für die Frau und ihren Partner völlig einleuchtend. Nur zu oft schafft der Beipackzettel Verwirrung oder fehlt dem Arzt die Geduld, auf die Ängstigung einzugehen.

Vieles floß zusammen in dem neuen Interesse an den anderen (»alternativen«) Verhütungsmethoden. Sie sind ja keineswegs neuen Ursprungs, sondern dienten schon in der Generation unserer Eltern und Großeltern zur Familienplanung. Die Grundlagen der »natürlichen Familienplanung« wurden bereits vor fünfzig Jahren von dem Gynäkologen *H. Knaus* und dem japanischen Wissenschaftler *K. Ogino* gelegt; das Scheidenpessar wurde vor hundert Jahren von dem Landarzt *Mensinga* entwickelt; die Geschichte des

Kondoms reicht sogar einige Jahrhunderte zurück. Wenngleich diese Methoden Tradition haben, so sind sie doch keinesfalls antiquiert. Inzwischen verbesserte Herstellungsbedingungen und neuere wissenschaftliche Untersuchungen haben wesentlich dazu beigetragen, daß auch diese Methoden heute interessierten Paaren eine verläßliche Möglichkeit der Empfängnisregelung bieten können.

Die Anwendung selbst setzt zunächst einiges Wissen voraus, was wir in diesem Ratgeber vermitteln wollen. Sie werden aber rasch feststellen, daß zum »Bescheidwissen« die Praxis gehört: Es ist wichtig, Kondom und Diaphragma richtig handhaben zu können oder auch den Fruchtbarkeitsschleim sicher tasten zu lernen. Schmusen, Petting und Geschlechtsverkehr gehören untrennbar mit »Hand'eln« – Streicheln und Berühren – zusammen. Die gekonnte Anwendung der hier beschriebenen Verhütungsmethoden setzen Handeln als vergleichbare Selbstverständlichkeit voraus. Die Empfängnisverhütung wird zu einem unmittelbaren Bestandteil bewußt gelebter Sexualität. Demgegenüber gleicht das Schlucken der Pille einer medizinisch-neutralen Behandlung und läßt den Bezug zur Sexualität vergessen.

Vielleicht spüren auch Sie beim Lesen dieser Zeilen, wie schon der Hinweis auf aktives »Handeln« und Berühren Sie innerlich berührt. Möglicherweise werden dabei unbewußt bestehende und längst verlassen geglaubte Tabuzonen wieder betreten, bzw. im Wortsinn angetastet. Dies kann bei der Anwendung von Kondom und Diaphragma besonders deutlich werden. Aber auch bei Anwendung der eher mathematisch wirkenden Temperaturmethode lassen sich Empfindungen und Empfindlichkeiten nicht einfach zur Seite schieben: Schließlich hängt der angestrebte Verhütungserfolg von der verständnisvollen Rücksicht und dem gemeinsamen Entschluß zum Verzicht aufs Miteinanderschlafen ab.

Sprechen Sie also gemeinsam darüber, *wie* Verhütung für Sie ist, *was* die Beachtung von Regeln für Sie bedeutet und *warum* Sie vielleicht eine Methode angenehm oder unangenehm berührt.

● Klären Sie bei sich, ob dieses Verhütungsthema für Sie
  lästig, unbequem, unangenehm, unbefriedigend, aufwendig, kompliziert, unsicher, trennend, mühsam oder unästhetisch ist.
● Sagen Sie aber auch Ihrem Partner, wenn Sie die Methode
  spannend, wichtig, angstfrei, sicher, schön, befreiend, lustvoll und auch lustig empfinden.

Wenn Sie den Weg gefunden haben, diese mehr grundsätzlichen Gedanken miteinander auszutauschen, kann dies zu einer wesentlichen Bereicherung im gegenseitigen Verstehen werden. Dies wird Ihnen beiden helfen, sich für eine passende Form der Empfängnisregelung zu entscheiden, mit der Sie sich wohlfühlen können.

In den nachfolgenden Kapiteln wollen wir Ihnen bei Ihrer Entscheidungsfindung behilflich sein.

2. Der normale Zyklus

Allgemeine Hinweise

Das deutlichste, äußere Zeichen für den normalen Zyklus der Frau ist die monatliche Blutung (Regelblutung, Periode, Menstruation). Diese setzt erstmals in der Pubertät zwischen dem elften und dem dreizehnten Lebensjahr ein und wiederholt sich regelmäßig bis zum Erreichen der sog. Wechseljahre (Klimakterium). Die Frau erreicht die Wechseljahre etwa im Alter von 45 bis 55 Jahren. In der ärztlichen Fachsprache wird die erste Regelblutung als Menarche, die letzte als Menopause bezeichnet.

Damit ergibt sich ein fruchtbarer Zeitraum von etwa 40 Jahren, in dem eine Frau schwanger werden kann. Dies ist allerdings nur möglich, wenn auch monatlich in den Eierstöcken eine Eizelle heranreift und freigesetzt wird (Eisprung oder Ovulation).

Die regelmäßige Wiederholung dieses Vorgangs stellt den weiblichen Zyklus dar, der sich vom ersten Blutungstag bis zum Tag vor der nächsten Menstruation erstreckt. *(Abb. 1)*

Bei einer erwachsenen Frau dauert der Zyklus im allgemeinen 28 bis 32 Tage. Schwankungen sind häufig und ganz normal. Insbesondere sind sie zu beobachten in der Entwicklungsphase nach der ersten Menstruation. Auch am Ende der fruchtbaren Jahre, also während der Wechseljahre, treten Unregelmäßigkeiten auf.

Der Menstruationszyklus dient dazu, die Schleimhaut der Gebärmutter für die mögliche Aufnahme eines befruchteten Eies vorzubereiten. Findet die Einnistung des Eies nicht statt, wird das nicht mehr benötigte Schleimhautgewebe abgestoßen und durch die Scheide ausgeschieden. Das ist dann die monatliche Blutung. Dieser durch Hormone gesteuerte Vorgang wiederholt sich jeden Monat und soll im folgenden ausführlich beschrieben werden.

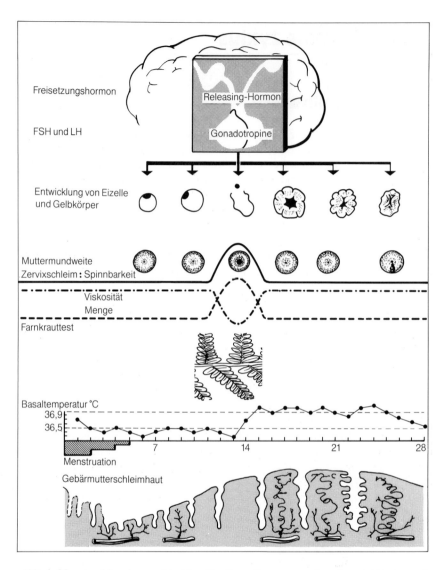

Freisetzungshormon

Releasing-Hormon

FSH und LH

Gonadotropine

Entwicklung von Eizelle und Gelbkörper

Muttermundweite

Zervixschleim : Spinnbarkeit

Viskosität

Menge

Farnkrauttest

Basaltemperatur °C

36,9

36,5

7   14   21   28

Menstruation

Gebärmutterschleimhaut

Abb. 1: Monatszyklus der geschlechtsreifen Frau. Zusammenschau der wichtigsten aufeinanderfolgenden Veränderungen.

Entwicklung der Eizelle

Nach der Menstruation beginnen im Eierstock eine Reihe von Eibläschen (Follikel) heranzuwachsen. Aber nur eines der Eibläschen entwickelt sich bis zum Eisprung. Zwölf bis 16 Tage vor der Menstruation platzt das Eibläschen und gibt die Eizelle frei (Eisprung). Der Eileiter nimmt die freigesetzte Eizelle auf.

Befinden sich zu diesem Zeitpunkt lebende Samenzellen im Eileiter oder sind auf dem Wege dorthin, kann es zu einer Befruchtung kommen *(Abb. 2)*. Allerdings ist die Chance, daß eine Samenzelle und eine Eizelle aufeinandertreffen und miteinander verschmelzen, zeitlich begrenzt. Das Ei ist nämlich nur zwölf bis 24 Stunden lebensfähig, die Befruchtungsfähigkeit der Samenzellen beträgt dagegen drei, ausnahmsweise auch sieben Tage.

Das befruchtete Ei wandert in etwa sieben Tagen zur Gebärmutterhöhle und kann sich dann in die dort vorbereitete Schleimhaut einnisten.

Ist die Eizelle nicht befruchtet, wird sie mit der dann nicht mehr benötigten Schleimhaut während der Menstruation ausgeschieden.

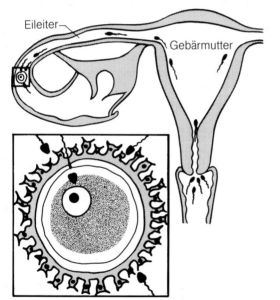

Eileiter

Gebärmutter

Abb. 2: Befruchtung oder Empfängnis. Der Eileiter hat die nach dem Eisprung freigesetzte Eizelle aufgenommen; Samenzellen treffen mit ihr zusammen (Ausschnitt) und verschmelzen.

15

Wirkung der Hormone

Auf die Reifung des Eibläschens und den Eisprung folgt die Umwandlung des Eibläschens in den Gelbkörper. Diese Vorgänge werden durch Hormone angeregt und gesteuert. Impulse aus einem speziellen Hirngebiet (Hypothalamus) erreichen die Hirnanhangsdrüse (Hypophyse). Daraufhin gibt diese zwei Hormone an das Blut ab:

● Das FSH (follikelstimulierendes Hormon) regt im Eierstock die Eireifung an.

● Das LH (luteinisierendes Hormon) ist für den Eisprung und für die Bildung des Gelbkörpers verantwortlich.

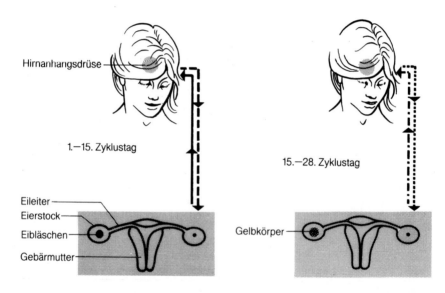

---- *Durch das follikelstimulierende Hormon (FSH) wächst und reift das Ei heran. Die Zellen um das Ei stellen zunehmend Östrogen her.*

—— *Das Ei ist ausgereift. Es braucht kein FSH mehr produziert werden. Der Eisprung findet statt.*

······ *Durch das luteinisierende Hormon (LH) wird die Bildung des Gelbkörpers angeregt. Damit entsteht viel Gelbkörperhormon (Progesteron).*

----- *Ist das Ei nicht befruchtet worden, verringert sich die LH-Abgabe an das Blut. Der Gelbkörper schrumpft wieder. Die monatliche Periodenblutung setzt ein.*

Abb. 3: Signale in den beiden Zyklushälften. Zwischen dem 1. und 15. Zyklustag wird der Eisprung vorbereitet, vom 15. bis zum 28. Zyklustag wird eine Empfängnis erkannt oder die Abbruchblutung vorbereitet.

Im Eierstock bilden sich

● Follikelhormon (Östrogen) und

● Gelbkörperhormon (Progesteron). Letzteres wird von dem knapp erbsen-
  großen Gelbkörper in der zweiten Zyklushälfte hergestellt.
  Alle beschriebenen Hormone sind von einander abhängig und durch eine
  Art Rückkopplung miteinander verbunden. Dadurch steuern sich die Hor-
  monmengen während des Zyklus und lösen Eisprung und Menstruation
  aus *(Abb. 3)*. Diese sinnvolle Eigenregulation ist dafür verantwortlich, daß
  nur ein Eisprung in jedem Zyklus vorkommt.

Veränderungen in der Gebärmutter

Das Gewebe der Gebärmutterschleimhaut ist nach der Menstruation sehr
dünn. Danach beginnt es unter dem Einfluß des Östrogens zu wachsen (Folli-
kelphase). Durch die Wirkung des Gelbkörperhormons (Progesteron) in der
zweiten Zyklushälfte wird die Schleimhaut immer dicker (Gelbkörperphase).
Sie wird darauf vorbereitet, daß ein befruchtetes Ei sich in das schützende und
nährende Gewebe einnisten kann.
    Auch die Schleimentwicklung im Gebärmutterhals unterliegt dem Einfluß
der beiden Hormone. Nur die hohen Mengen des Follikelhormons Östrogen
in der Mitte des Zyklus bewirken eine deutliche Zunahme und Verflüssigung
des Schleimes. Bei mikroskopischer Betrachtung der Schleimstruktur finden
sich zahlreiche, parallel verlaufende Kanäle. Sie erleichtern es den Samenzellen, schnell in die Gebärmutter hochzuschwimmen. Die hohe Konzentration
des Gelbkörperhormons in der zweiten Zyklushälfte verringert die Schleimmenge und führt zu einer dichten Vernetzung (»Schleimpfropf«). Das macht
den Gebärmutterhals für die Samenzellen undurchlässig *(Abb. 4)*.

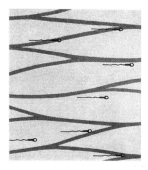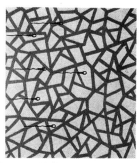

*Abb. 4: Mikroskopische
Betrachtung der Schleim-
struktur. »Fruchtbarkeitsschleim« (links) zeigt
parallel verlaufende Ka-
näle: Samenzellen können
schnell hochschwimmen.
»Schleimpfropf« (rechts)
zeigt dichte Vernetzung:
Samenzellen können nicht
durchdringen.*

3. Möglichkeiten und Ansätze zur Beeinflussung der Fruchtbarkeit

Allgemeine Hinweise

Die Suche nach Mitteln und Möglichkeiten, die menschliche Fortpflanzung zu beeinflussen, ist sicherlich so alt wie die Menschheit selbst. In früheren Jahrhunderten waren diese Bemühungen in erster Linie darauf ausgerichtet, den erwünschten Nachwuchs zu bekommen.

Weniger spektakulär, ja geradezu geheimnisumwittert waren seit jeher alle Bestrebungen, Fruchtbarkeit und Kinderzahl einzuschränken, also Familienplanung und Empfängnisregelung zu betreiben.

Dies änderte sich wesentlich, als Wissenschaftler darangingen, das Hormonsystem des Menschen intensiver zu erforschen. Das neue Wissen ermöglichte einerseits die Entwicklung der den Eisprung hemmenden Pille (Ovulationshemmer), andererseits die Entdeckung von speziellen, den Eisprung auslösenden Medikamenten zur Behandlung der Unfruchtbarkeit.

Gerade die Methoden der Natürlichen Familienplanung (NFP, *vgl. Kapitel 4*) zeigen, wie dicht beieinander Empfängnisverhütung und gezielte Verwirklichung eines Kinderwunsches liegen.

Dieses Kapitel soll einen Überblick über die unterschiedlichen Möglichkeiten und Ansätze zur Regulierung der Fruchtbarkeit geben. Dabei begegnen uns seit langem bekannte Verhütungsmittel. Es werden aber auch zukünftig mögliche Methoden angesprochen, die bislang noch keine praktische Anwendung erfahren haben, da sie sich noch in der Entwicklung oder Erprobung befinden.

Das Ypsilon-Modell

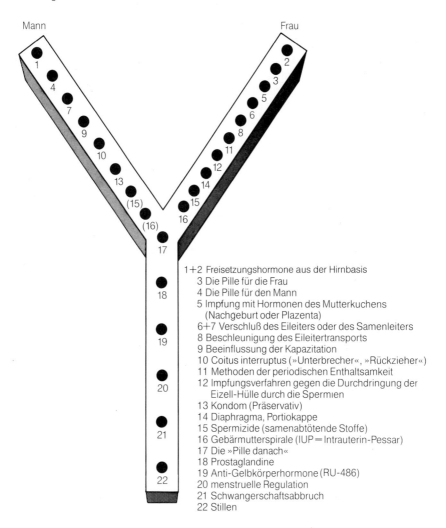

Mann

Frau

1+2 Freisetzungshormone aus der Hirnbasis
3 Die Pille für die Frau
4 Die Pille für den Mann
5 Impfung mit Hormonen des Mutterkuchens
  (Nachgeburt oder Plazenta)
6+7 Verschluß des Eileiters oder des Samenleiters
8 Beschleunigung des Eileitertransports
9 Beeinflussung der Kapazitation
10 Coitus interruptus (»Unterbrecher«, »Rückzieher«)
11 Methoden der periodischen Enthaltsamkeit
12 Impfungsverfahren gegen die Durchdringung der
  Eizell-Hülle durch die Spermien
13 Kondom (Präservativ)
14 Diaphragma, Portiokappe
15 Spermizide (samenabtötende Stoffe)
16 Gebärmutterspirale (IUP = Intrauterin-Pessar)
17 Die »Pille danach«
18 Prostaglandine
19 Anti-Gelbkörperhormone (RU-486)
20 menstruelle Regulation
21 Schwangerschaftsabbruch
22 Stillen

Abb. 5: Das Y-Modell. Es zeigt die möglichen Ansatzpunkte einer Fruchtbarkeitskontrolle für Mann und Frau vor der Empfängnis und die Möglichkeiten danach; entwickelt wurde diese Darstellungsform vom »International Fertility Research Program«.

19

1. u. 2. Freisetzungshormone aus dem Zwischenhirn (Hypothalamus)

Die menschlichen Fortpflanzungsorgane werden durch spezielle Wirkstoffe gesteuert, die auch Hormone genannt werden. Spezielle Freisetzungshormone (sog. Releasing Hormone) werden am Boden des Gehirns hergestellt, verlassen diesen Bereich über das Blutgefäßsystem und kontrollieren die Hormonabgabe der Hirnanhangsdrüse (Hypophyse). Die Zusammensetzung dieser Hormone ist bei Frau und Mann gleich; sie bewirken aber unterschiedliche Reaktionen im männlichen und weiblichen Organismus. Inzwischen sind sehr viele solcher Freisetzungshormone hergestellt worden, zur Empfängnisverhütung wurden sie bislang aber nur in der klinischen Forschung verwandt: als Tabletten, Spritzen oder auch als Schnupfpulver (Nasenspray).

Bei der Auslösung des Eisprungs, im Rahmen der Behandlung mit der Befruchtung im Reagenzglas und Übertragung des Embryos in die Gebärmutter haben sie allerdings zur Zeit schon eine große Bedeutung gewonnen.

3. Die »Pille« für die Frau, Dreimonatsspritze, Implantate

Alle diese Methoden arbeiten mit synthetischen Hormonen, die dem in den Eierstöcken hergestellten Follikelhormon (Östrogen) und dem Gelbkörperhormon (Progesteron) sehr ähnlich sind. Sie wirken auf die im vorigen Kapitel beschriebene Steuerung und Rückkopplung zwischen der Hirnanhangsdrüse und den Eierstöcken.

Die Hirnanhangsdrüse ist nämlich durch ihre Hormone (Gonadotropine) bei der Frau für die Aufrechterhaltung des normalen Vier-Wochen-Zyklus verantwortlich. So ist die Sicherheit der Verhütungspille auf drei wesentliche Wirkungen zurückzuführen:

1. Verhinderung des Eisprungs
2. Veränderung der Gebärmutterschleimhaut, so daß keine Einnistungsmöglichkeit besteht
3. Verdichtung des Schleimpfropfes im Gebärmutterhalskanal; damit ist das Eindringen von Samenzellen erschwert.

Minipille, Dreimonatsspritze und auch die seit kurzem bestehende Möglichkeit, Gelbkörperhormon in Form von kleinen Stäbchen unter die Haut zu verpflanzen, können allerdings im wesentlichen nur auf die Schleimhaut der Gebärmutter und den Schleimpfropf einwirken.

4. Die »Pille« für den Mann

Inzwischen sind eine Reihe von Stoffen entdeckt worden, die die ständig stattfindende Neubildung von Samenzellen beim Mann unterdrücken. Neben verschiedenen Medikamenten, die auch bei der Krebsbehandlung benutzt werden, ist aus China der chemische Stoff Gossypol bekannt geworden. Er findet sich im Stamm, den Blättern und Wurzeln der Baumwollpflanze (gossypium officinalis).

Bei all diesen Substanzen kommt es auf eine äußerst genaue Dosierung an, da sich sonst durch eine teilweise Spermienzerstörung angeborene Mißbildungen ergeben könnten. Auch wurden aus China unterschiedliche, schwere Nebenwirkungen bekannt.

Die Schwierigkeit, eine geeignete Verhütungspille für den Mann zu entwickeln, läßt sich folgendermaßen erklären:
Im Gegensatz zum regelmäßig und gleichförmig ablaufenden Vorgang der monatlichen Reifung einer einzigen Eizelle bei der Frau findet im Hoden des Mannes von der Pubertät an eine ständige Neubildung von vielen Millionen Samenzellen (Spermien) statt. Für die Ausreifung der befruchtungsfähigen Samenzellen werden etwa drei Monate benötigt. Ein Medikament zur Drosselung der Samenreifung kann also erst nach einem Vierteljahr zur angestrebten Verhütungswirkung, also zum vollständigen Fehlen von befruchtungsaktiven Samenzellen führen.

Dieses Problem konnte bislang noch nicht gelöst werden. Dasselbe gilt auch für andere Versuche, mit Hilfe verschiedener Hormone eine »Männerpille« zu entwickeln. Es soll aber auch nicht verschwiegen werden, daß nur etwa 10% aller Forschungsbemühungen darauf ausgerichtet sind, Verhütungsmethoden für den Mann zu entwickeln oder zu verbessern.

5. Impfung mit Hormonen des Mutterkuchens (Nachgeburt oder Plazenta)

Bekanntlich finden während einer Schwangerschaft keine Eireifung und kein Eisprung statt. Diese Art »natürlicher Verhütung« wird durch bestimmte Hormone des Mutterkuchens bewirkt. Die bisherigen Bemühungen, mittels vorheriger Impfung einen solchen Zustand auch außerhalb einer Schwangerschaft nachzuahmen, haben nur teilweise Erfolg gehabt.

6. u. 7. Verschluß des Eileiters oder des Samenleiters

Mit Hilfe verschiedenartiger chirurgischer Techniken ist es heute möglich, die Eileiter der Frau oder die Samenleiter des Mannes zu verschließen (durch Vernähen oder elektrische Verschorfung). Diese endgültige Methode der Familienplanung wird bei der Frau Sterilisation, beim Mann Vasektomie genannt. Sie ist weltweit die am meisten benutzte Möglichkeit der Fruchtbarkeitsregulierung. Sie sollte jedoch erst dann erwogen werden, wenn sich das betreffende Paar darüber einig ist, daß es keine weiteren Kinder mehr wünscht.

8. Beschleunigung des Eitransports im Eileiter

Der Eitransport durch den Eileiter nach dem Eisprung geht sehr langsam vonstatten und dauert etwa fünf bis sechs Tage. Während dieser Zeit kann sich die Gebärmutterschleimhaut unter dem Einfluß des Gelbkörperhormons (Progesteron) vorbereiten, ein befruchtetes Ei zur Einnistung aufzunehmen. Eine weitere Verhütungsmethode könnte entwickelt werden, wenn es gelänge, diesen Eileitertransport zu beschleunigen.

9. Beeinflussung der Kapazitation

Nach dem Samenerguß beginnen die Samenzellen sofort mit ihrer Wanderung durch die inneren Geschlechtsorgane der Frau. Auf diesem Weg erfahren die Spermien erst die endgültige Ausreifung, um überhaupt die Eizelle befruchten zu können. Dieser sehr komplizierte Vorgang wird auch als Kapazitation bezeichnet – »die Samenzelle gewinnt dadurch Befruchtungs-Kapazität« – und wird zur Zeit intensiv erforscht. Es ist wahrscheinlich, daß auch die Antibabypille und die Gebärmutterspirale diese endgültige Samenausreifung beeinflussen.

Wenn wir erst den genauen Ablauf der »Kapazitation« kennen, lassen sich gezielte wirkungsvollere Verhütungsmethoden mit äußerst geringer Nebenwirkung entwickeln.

Alle vorher besprochenen Methoden waren auf die Anwendung nur durch die Frau oder nur durch den Mann beschränkt. Bei dieser vielleicht in Zukunft bedeutsamen Methode ergeben sich eventuell interessante Möglichkeiten: es wäre ein Mittel denkbar, das entweder der Mann benutzt oder seine Partnerin.

10. Coitus interruptus (»Unterbrecher«, »Rückzieher«)

Darunter versteht man das Zurückziehen des Gliedes aus der Scheide, kurz vor dem Samenerguß und dem sexuellen Höhepunktsgefühl. Dieses Verfahren wird zu den ältesten in der Geschichte beschriebenen Versuchen gezählt, die Fruchtbarkeit zu steuern. Es wird bereits in der Bibel im Alten Testament erwähnt (»Die Verweigerung des Onan«; Moses 1, Genesis 38, 8-10).

Auch heute ist diese Methode noch weit verbreitet. Sie hat keine ernsten Nebenwirkungen; ob es den beiden Liebenden auch Spaß macht, ist eine andere Sache . . . Die Sicherheit ist allerdings dermaßen gering, daß man den »Rückzieher« nicht als Verhütungsmethode bezeichnen kann.

11. Methoden der periodischen Enthaltsamkeit

Dabei darf während des fruchtbaren Zeitraumes im Monatszyklus der Frau kein Geschlechtsverkehr stattfinden (»Abstinenz«). Hierzu zählen die kalendermäßigen Berechnungen der Zeit um den Eisprung ebenso wie alle übrigen

Methoden der Natürlichen Familienplanung (NFP), also Basaltemperatur-messung, Schleimstrukturmethode oder Kombinationen dieser Möglich-keiten.

Eine echte Zuordnung zu »männlicher« oder »weiblicher« Verhütungsme-thode ist hierbei eigentlich nicht möglich. Denn die Anwendung dieser Methode erfordert von beiden Partnern Rücksicht, Disziplin und Enthaltsam-keit vom Geschlechtsverkehr. Ein Großteil dieses Buches widmet sich der ge-naueren Beschreibung dieser Methoden, die auch inzwischen gründlicher wissenschaftlich erforscht wurden.

12. Impfungsverfahren gegen die Durchdringung der Eizell-Hülle durch die Spermien

Als letzte »Barriere« vor der eigentlichen Befruchtung der Eizelle muß die männliche Samenzelle die recht stabile Eizell-Hülle (-Membran) überwinden (»zona pellucida«). Durch Impfung der Frau könnte eine Art Immunisierung der Eizelle gegen die Spermien erreicht werden. Auch diese Möglichkeit befindet sich noch im Stadium der Erforschung.

13. Kondom (Präservativ)

Kondome sind einfache und wirkungsvolle Verhütungsmittel, die der Mann anwendet. Sie fangen die Samenflüssigkeit (Sperma) auf und verhindern so, daß Samenzellen in Scheide und Gebärmutter eindringen. Gleichzeitig ver-ringern sie das Risiko von ansteckenden Erkrankungen, die durch Geschlechtsverkehr übertragen werden. Vom technischen Standpunkt sind Kondome völlig ausgereift und verläßlich. Höhere Sicherheit läßt sich nur durch regelmäßige, richtige und geübte Anwendung erreichen. Auch eine Verbesserung des »Image« wäre wünschenswert.

14. Diaphragma, Portiokappe

Sie zählen wie die Kondome zu den mechanischen »Barriere-Methoden der Verhütung« und werden von der Frau angewendet. Sie verhindern das Ein-dringen von Samenzellen in die Gebärmutter durch eine Art Sperre und die-nen als Träger von samenabtötender Creme oder Gel. Derzeit wird versucht, die Sicherheit der Portiokappe durch Herstellung von individuellen Formen zu verbessern. Auch die Geschicklichkeit der Benutzerin ist bei der Verwen-dung dieser Methoden sehr entscheidend.

15. Spermizide (Samenabtötende Stoffe)

Von vielen chemischen Stoffen, wie sogar auch von Zitronensaft und Haus-haltsessig, ist bekannt, daß sie Samenzellen unbeweglich machen, teilweise sogar abtöten. Diese Verhütungsmittel wirken zwar gegen die Samenzellen des Mannes, werden aber von der Frau benutzt.

Durch die Bewegung beim Geschlechtsverkehr werden diese cremigen Stoffe jedoch leicht vom Eingang der Gebärmutter wieder entfernt. Damit ist die alleinige Anwendung dieser Mittel wegen der zu geringen Sicherheit nicht empfehlenswert. Durch die Entwicklung neuerer wirksamer Substanzen, auch in Form von Schäumen, sowie besserer Haftbarkeit am Muttermund wird versucht, diese Methode zu verbessern. Die meisten samenabtötenden Substanzen wirken auch wahrscheinlich gegen Bakterien (und Viren?) und schützen so bis zu einem gewissen Grade vor sexuell übertragbaren Erkrankungen. Eine mechanisch-chemische Kombinationsmethode stellen die mit Spermiziden getränkten Verhütungsschwämmchen dar, die weiterhin intensiv erforscht werden und teilweise im Ausland schon erhältlich sind.

Auch die mechanischen und chemischen Barriere-Methoden werden in den folgenden Kapiteln dieses Buches ausführlich besprochen.

16. Gebärmutterspirale (IUP = Intrauterin-Pessar)

Heute werden weitgehend verschiedenartig geformte Plastik-Träger verwendet, die mit einem Kupferdrähtchen umwickelt sind. Noch ist der Wirkungsmechanismus nicht bis in alle Einzelheiten bekannt. Gesichert ist aber, daß insbesondere durch die direkte örtliche Wirkung des Kupfers auf die Schleimhaut der Gebärmutter keine Einnistungsmöglichkeit für befruchtete Eizellen besteht. Inzwischen sind aber auch Einwirkungen des Kupfers auf die Samenzellen entdeckt worden, wodurch die endgültige Ausreifung (*vgl. S. 22*) verhindert wird.

17. Die »Pille danach«

Die befruchtete Eizelle benötigt etwa fünf bis sechs Tage, um durch den Eileiter in die Gebärmutter zu wandern. Die unbewegliche Eizelle wird dabei durch feine Flimmerhärchen des Eileiters weiterbewegt.

Durch rechtzeitige Einnahme von bestimmten synthetischen Hormonen (Follikelhormon, Gelbkörperhormon oder eine Kombination von beiden) läßt sich die Einnistung der Eizelle in der Gebärmutterschleimhaut verhindern. Diese Möglichkeiten sind schon seit etwa 20 Jahren bekannt. In Deutschland wurde 1985 ein entsprechend kombiniertes Hormonpräparat vom Bundesgesundheitsamt zugelassen.

Methoden, die eine Einnistung der Eizelle in der Gebärmutter verhindern, gelten in der Bundesrepublik Deutschland wie auch in vielen anderen Ländern nicht als Schwangerschaftsabbruch. Sie könnten dazu beitragen, die hohe Zahl von Abbrüchen zu verringern, wenn das Wissen um diese »Notfall-Verhütung« verbreiteter wäre.

Aufgrund der weltweit hohen Zahl der tatsächlich durchgeführten Eingriffe müssen auch die nachfolgend dargestellten Methoden des Schwangerschaftsabbruchs zu den Verfahren gerechnet werden, die die menschliche Fruchtbarkeit beeinflussen. Wegen der häufig damit verbundenen körperlichen und seelischen Schäden können und sollten Schwangerschaftsabbrüche nicht zu den verantwortungsbewußten Methoden der Familienplanung gehören.

18. Prostaglandine

Darunter versteht man körpereigene Stoffe, die zuerst in der männlichen Vorsteherdrüse (Prostata) gefunden wurden; sie sind aber auch im weiblichen Organismus vorhanden. Inzwischen können sie künstlich hergestellt werden. Die Prostaglandine entfalten Wirkungen auf die verschiedensten Organe. So bewirken sie beispielsweise das rhythmische Zusammenziehen der Gebärmuttermuskulatur. Relativ große Mengen dieser Stoffe sind notwendig, um eine Ablösung der eingebetteten Eizelle mit nachfolgender Abstoßung und einer periodenähnlichen Blutung herbeizuführen. Dies entspricht einem Abbruch der frühen Schwangerschaft.

19. Anti-Gelbkörperhormone (RU-486)

Der junge Embryo ist in den ersten Wochen wesentlich von der Existenz des sogenannten Gelbkörpers abhängig. Darunter versteht man ein kleines hormonherstellendes Organ im Bereich des Eierstockes.

Bis zum Ausreifen des Mutterkuchens (Plazenta) sorgt der Gelbkörper für die Bildung von Gelbkörperhormon, damit Gebärmutter und Embryo ungestört wachsen können. Durch ein kürzlich entwickeltes Anti-Gelbkörperhormon (Anti-Progesteron) läßt sich diese frühe Phase der Schwangerschaft künstlich unterbrechen, so daß es zum Absterben des Embryos kommt. Die Erforschung dieses Stoffes hat erst vor kurzem begonnen.

20. Menstruelle Regulation

Hinter diesem konstruierten Begriff verbirgt sich die Auslösung einer bis um zwei Wochen verzögerten Periodenblutung. Dabei wird mittels einer Spritze und einem dünnen Plastikröhrchen das Innere der Gebärmutter (Schleimhaut mit möglicherweise eingenisteter Eizelle bzw. Embryo) leergesaugt.

21. Schwangerschaftsabbruch

Während der ersten drei Monate wird die bestehende Schwangerschaft entweder durch eine Ausschabung der Gebärmutter oder durch Absaugeverfahren beendet. Bei illegalen Schwangerschaftsabbrüchen, meist durch Nicht-Ärzte durchgeführt, werden Fremdkörper und chemische Substanzen (z.B.

Seifenlösungen) in die Gebärmutter eingeführt. Damit hängt das sehr hohe Risiko für Verletzungen und Vergiftungen mit häufiger Todesfolge für die Frau zusammen. In Teilen Asiens sind verschiedene sehr schmerzhafte und gefährliche Massagetechniken verbreitet.

Für Schwangerschaftsabbrüche vom vierten Monat an werden verschiedene chirurgische Methoden (z.B. Kleiner Kaiserschnitt), vor allem aber medikamentöse Verfahren (z.B. mittels Prostaglandinen) benutzt, die Wehen auslösen können.

Hinweis: Alle aufgezählten Formen des Schwangerschaftsabbruchs unterliegen in der Bundesrepublik Deutschland bestimmten gesetzlichen Regelungen. Prinzipiell ist jeder Schwangerschaftsabbruch verboten, wenn nicht bestimmte Ausnahmegründe (Indikationen) vorliegen.

---

22. Stillen

Durch den ständigen Reiz des Saugens an der Brustwarze wird ein Hormon der Hirnanhangsdrüse, das Prolaktin, stimuliert und in großer Menge ausgeschüttet. Dadurch wird auch die Menge der abgegebenen Freisetzungshormone beeinflußt *(vgl. S. 20)*. Dies führt bei vielen Frauen, die ihre Kinder ausschließlich und sehr häufig am Tage stillen, zur Unterdrückung des Eisprungs. Durch die in den Industrieländern übliche Weise des Stillens, insbesondere auch bei ergänzender Ernährung, ist diese empfängnisregelnde Wirkung nicht mehr gewährleistet.

Derzeit ist die Forschung bemüht, diese natürliche Fruchtbarkeitsregelung genauer zu untersuchen, um daraus eine weitere Methode zukünftiger Familienplanung zu entwickeln.

4. Natürliche Familienplanung

Allgemeine Hinweise

Die natürlichen Methoden der Geburtenregelung, die auch »arztunabhängige« oder »alternative« Methoden genannt werden, stehen im Gegensatz zu der vom Arzt verordneten Pille oder Spirale. Sie zeichnen sich dadurch aus, daß zur Empfängnisverhütung keine äußeren Mittel benötigt werden, sondern während der fruchtbaren Tage des Zyklus Enthaltsamkeit geübt wird. Im internationalen Sprachgebrauch sind die natürlichen Methoden unter der Abkürzung NFP bekannt, die sich aus der englischen Bezeichnung *Natural Family Planning* herleitet. Auch im deutschen Sprachraum setzt sich der Begriff *Natürliche Familienplanung* immer mehr durch.

Die heutzutage erkennbare Ausbreitung der natürlichen Methoden hat mehrere Gründe. Besonders während der letzten Jahre hat sich, unterstützt durch bestimmte Frauengruppen, ein größeres Selbstbewußtsein der Frau eingestellt. Hinzu kommt bei immer mehr Frauen der Wunsch nach eigener Körpererfahrung und Kennenlernen ihres natürlichen biologischen Rhythmus. Dieser ist häufig während der Pilleneinnahme in Vergessenheit geraten oder wurde bisher nicht bewußt wahrgenommen.

Nicht selten führt auch Unzufriedenheit mit den bisher geübten Verhütungsmethoden zu den natürlichen Methoden.

Eine ganz andere Gruppe von Anhängern der NFP sind Paare, die wegen religiöser Bindungen die natürlichen Methoden als einzige Möglichkeit einer Geburtenregelung ansehen.

Was ist NFP?

Die natürlichen Methoden, nach denen heute Frauen bzw. Paare verhüten, beruhen auf der Beobachtung natürlicher Vorgänge im Körper der Frau. Veränderungen dieser Vorgänge im Laufe des Zyklus geben Aufschluß über die fruchtbaren und unfruchtbaren Tage. Unter Zyklus wird der Zeitraum zwischen dem jeweils ersten Tag zweier aufeinanderfolgenden Regelblutungen verstanden (vgl. Kapitel 2).

Natürliche Vorgänge, wie Schwankungen der Körpertemperatur und Veränderungen der Schleimbeschaffenheit am Scheideneingang, zeigen den Zeitpunkt des Eisprungs an. Weiterhin ist bekannt, daß die Lebensfähigkeit der Eizelle auf zwölf bis 24 Stunden begrenzt ist und die Befruchtungsfähigkeit der Samenzelle zwei bis drei Tage, in Ausnahmefällen fünf bis sieben Tage beträgt. Somit kann das Intervall der fruchtbaren Tage bestimmt werden.

Wann wird NFP angewendet?

Die Methoden der NFP sind die einzigen, die sowohl zur Planung als auch zur Verhütung einer Schwangerschaft angewendet werden. Besteht Kinderwunsch, so werden die fruchtbaren Tage zur Empfängnis genutzt. Besteht kein Kinderwunsch, wird an den Tagen einer möglichen Befruchtung der Geschlechtsverkehr unterlassen. Wir sprechen hier von Methoden der periodischen Enthaltsamkeit, Abstinenz oder Karenz.

Wer kann NFP anwenden?

Jede Frau kann die natürlichen Methoden erlernen und anwenden. Voraussetzung dazu ist die Bereitschaft, Körperzeichen wahrzunehmen und Körpertemperatur sowie Veränderung des Schleimes am Scheideneingang zu beobachten und aufzuzeichnen. Bei einem unregelmäßigen Zyklus kann die Anwendung der natürlichen Methoden allerdings Einschränkungen unterworfen sein. Mehr als bei anderen Verhütungsmethoden handelt es sich bei NFP um eine partnerschaftliche Empfängnisregelung, deren Gelingen nicht unerheblich von der Kooperation beider Partner abhängt. Lehnt ein Partner die Methode ab, wird die Anwendung früher oder später scheitern. Gesprächsbereitschaft, Einfühlungsvermögen und Übernahme von Verantwortung in Verhütungsfragen wirken sich nicht nur positiv auf die Anwendung der Methode aus, sondern können auch zu einer Vertiefung der Partnerschaft beitragen.

Welche natürlichen Methoden gibt es?

Derzeit werden unter den natürlichen Methoden die nachstehenden, sehr unterschiedlichen Verfahren verstanden:

- Basaltemperaturmethode *(Döring)*
- Schleimstrukturmethode *(Billings)*
- Symptothermale Methode *(Rötzer)*

- Kalendermethode *(Knaus, Ogino)*
- Coitus interruptus (»Aufpassen«)
- Lunazeption (Mondmethode)

Die erstgenannten drei Methoden sind weitgehend sichere Methoden der Empfängnisverhütung und werden hier ausführlich behandelt. Eine Kombination dieser Verhütungsform mit den mechanisch-chemischen Methoden, die in Kapitel 5 beschrieben sind, ist möglich.

Dagegen sind die letzten drei Methoden mit erheblicher Unsicherheit behaftet und werden deshalb von ärztlicher Seite gewöhnlich nicht empfohlen. Dennoch werden sie hier aus historischen Gründen aufgeführt und beschrieben, da sie einst als die einzigen natürlichen Methoden galten, weil sie ohne Hilfsmittel angewendet wurden. Sie sind trotz ihrer geringen Zuverlässigkeit auch heute noch weit verbreitet.

Mit den folgenden Ausführungen wollen wir Verständnis für die natürlichen Methoden wecken und deren Anwendung zur Empfängnisverhütung erleichtern. Für manche Frauen oder Paare mag diese Lektüre die erste Begegnung mit den Methoden der NFP sein, für andere wird sie eine Bestätigung oder Erweiterung schon gemachter Erfahrungen bedeuten. Wie auch immer, dieser Ratgeber möchte Sie begleiten und Sie beim Sammeln eigener Erfahrungen unterstützen.

Basaltemperaturmethode

Die Basaltemperaturmethode macht sich die temperatursteigernde Wirkung des Gelbkörperhormons (Progesteron) zunutze. Nach dem Eisprung wird das Gelbkörperhormon von dem im Eierstock entstehenden Gelbkörper gebildet, wodurch die Körpertemperatur ansteigt. Die täglich gemessenen Werte der Morgentemperatur, auch Basaltemperatur genannt, werden auf ein Formblatt eingetragen, das in Apotheken, beim Arzt oder in einer Beratungsstelle erhältlich ist. Die einzelnen miteinander verbundenen Punkte ergeben einen typischen Kurvenverlauf, aus dem rückwirkend der Zeitpunkt des Eisprungs ermittelt werden kann. *(vgl. Abb. 6)*

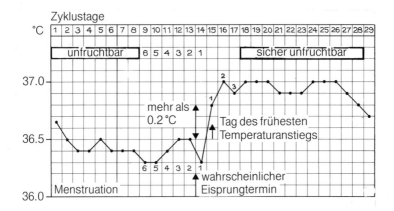

Abb. 6: Basaltemperaturmethode. Schematische Darstellung des Temperaturkurvenverlaufs mit Angabe der fruchtbaren und unfruchtbaren Phasen im Zyklus.

Vom ersten Tag des Zyklus bis zum Eisprung ist die Temperatur im allgemeinen niedrig, während die Temperatur innerhalb von 48 Stunden nach dem Eisprung deutlich erkennbar ansteigt und bis zur nächsten Menstruation auf dem erhöhten Stand verharrt.

> **Grundregel:** Wenn auf sechs Tage mit niedrigen Temperaturen nach einem Temperaturanstieg um mindestens 0,2°C 3 Tage mit gleichbleibend höherer Temperatur folgen, dann ist kein befruchtungsfähiges Ei mehr vorhanden. Dieser Zeitpunkt markiert den Anfang der unfruchtbaren Phase, die bis zum Beginn der nächsten Menstruation anhält.

Der Temperaturanstieg kann nun aber sehr unterschiedlich ausfallen, was die Kurvenauswertung erschwert. Leicht ist die Grundregel anzuwenden im Falle des am häufigsten beobachteten abrupten, steilen, deutlich erkennbaren Anstiegs mit oder ohne vorhergehenden kurzen Abfall. Wenn sich der Temperaturanstieg jedoch stetig über mehrere Tage erstreckt oder der Kurvenverlauf treppenartig oder in Form von Zacken erscheint, müssen 5 ansteigende Temperaturwerte bis zum Beginn der unfruchtbaren Zeit abgewartet werden.

Abb. 7: Verschiedene Verlaufsformen des Temperatur-Anstiegs.

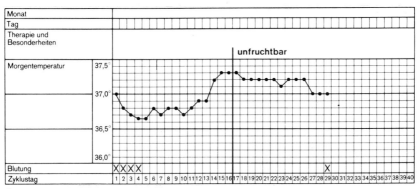

A   *Steiler Anstieg*

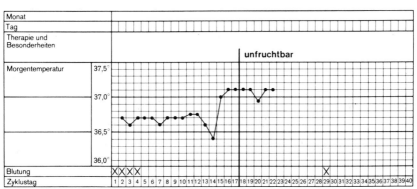

B   *Steiler Anstieg mit vorangehendem Abfall*

31

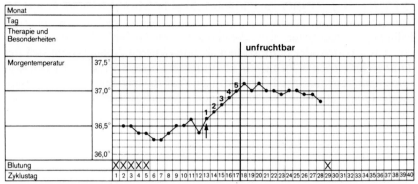

C *Bei langsamem Anstieg müssen fünf Werte abgewartet werden bis zum Beginn der unfruchtbaren Tage.*

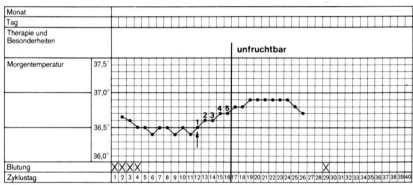

D *Bei treppenförmigem Anstieg müssen fünf Werte abgewartet werden bis zum Beginn der unfruchtbaren Tage.*

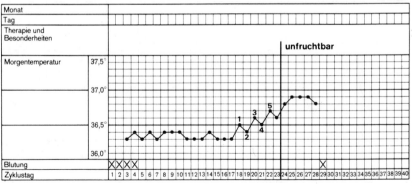

E *Temperaturanstieg in Form von Zacken. Es müssen fünf Tage abgewartet werden (wie C).*

32

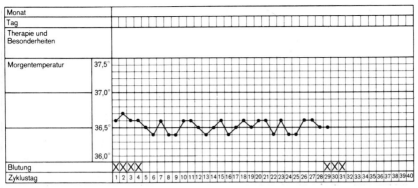

F Der Temperaturkurvenverlauf eines Zyklus ohne Eisprung ist gleichförmig ohne Anstieg.

Tips für die Anwendung der Temperaturmethode

1. Mit einem bereitliegenden, *heruntergeschlagenen* Thermometer wird *jeden Morgen* die Körpertemperatur *annähernd zur gleichen* Zeit unmittelbar *nach* dem Aufwachen *vor* dem Aufstehen gemessen. Der abgelesene Wert wird in ein Formblatt eingetragen. Zeitschwankungen von 1 bis 1,5 Stunden sind zulässig.

2. Die Messung soll *unter Ruhebedingungen* vor jeder anderen Tätigkeit, wie z.B. Rauchen, Trinken, möglichst *nach 5 bis 6 Stunden ununterbrochenen* Schlafs stattfinden. Bei manchen Frauen reichen schon drei Stunden Schlaf aus, um konstante Basaltemperaturen messen zu können.

3. Zum Messen wird ein *normales, geeichtes Fieberthermometer* benutzt. Ein Spezialthermometer ist nicht erforderlich; es bietet keine größere Genauigkeit, erleichtert allerdings die Ablesung durch die gespreizte Skala. Es muß immer dasselbe Thermometer benutzt werden.

4. Die Körpertemperatur ist immer an derselben Stelle zu messen:
   im Enddarm (rektal),
   in der Scheide (vaginal)
   im Mund (oral)

   – Die rektale Messung ist die exakteste und verläßlichste, am häufigsten angewandte Meßart. Meßdauer 3 bis 5 Minuten.

   – Auch die vaginale Messung gibt bei einer durchschnittlichen Meßdauer von 5 Minuten verläßliche Ergebnisse.

   – Die orale Messung wird von manchen Frauen bevorzugt. Hierbei ist besonders zu beachten, daß das Thermometer immer an dieselbe Stelle gelegt werden muß. Meßdauer 3 bis 10 Minuten.

Mit zunehmender Erfahrung wird jede Frau die exakte, für sie zutreffende Meßdauer herausfinden, bei der der höchste Meßwert erreicht wird und nach der das Thermometer nicht mehr ansteigt.

- Die Messung in der Achselhöhle (axillar) ist zu ungenau und deshalb ungeeignet.

Abweichungen von den genannten Tips werden in das Formblatt eingetragen, um mögliche Fehlinterpretationen auszuschließen. Die exakte Beachtung der Tips und die sorgfältige Registrierung der Temperaturwerte hängen davon ab, wie sehr die jeweilige Frau für diese Verhütungsmethode motiviert ist. Sie setzen aber auch eine gründliche Unterweisung in der Anwendung der Temperaturmethode voraus. Wenn beides erfüllt ist, werden fast ausnahmslos auswertbare Kurven erzielt, aus denen Frauen die unfruchtbare Zeit nach dem Eisprung ablesen können. Es soll jedoch nicht verschwiegen werden, daß fünf bis zehn Prozent jener Frauen, die sich mit der Temperaturmethode versuchen, trotz Eisprung zu keinen aussagekräftigen Kurven gelangen.

Die Temperaturmethode ist nicht als Verhütungsmethode anwendbar, wenn kein Eisprung stattfindet. Es bildet sich dann kein Gelbkörper und somit wird kein Gelbkörperhormon (Progesteron) produziert; es kommt zu keinem Temperaturanstieg, die Temperatur bleibt während des ganzen Zyklus gleichförmig niedrig. Das bedeutet Enthaltsamkeit während langer Zeiträume. Zyklen ohne Eisprung (anovulatorische Zyklen) können unter anderem während der Stillzeit, am Anfang (Menarche) und am Ende (Menopause) der geschlechtsreifen Zeit der Frau, bei Streßsituationen, bei Klimaveränderungen und bei Krankheit auftreten.

Varianten der Temperaturmethode

Neben der beschriebenen *strengen Form* der Temperaturmethode, die auf der Bestimmung der unfruchtbaren Phase *nach* dem Eisprung gründet, gibt es noch zwei *erweiterte Formen*. Sie berücksichtigen eine relativ unfruchtbare Phase am Anfang des Zyklus *vor* dem Eisprung. Es handelt sich dabei um Kombinationen der Temperaturmethode mit rechnerischen Methoden. *(vgl. Seite 50)*. Sie beruhen auf der Erkenntnis, daß der Eisprung 12 bis 16 Tage vor der nächsten Regelblutung stattfindet und daß Samenzellen eine Lebenszeit von 2 bis 5 Tagen haben können.

Erste Variante. Die fruchtbare Phase beginnt um so viele Tage vor dem errechneten Eisprung, wie Samenzellen überleben können. Um die Schwankungen des Eisprungtermins zu erfassen, ist es notwendig, einen Zykluskalender über 12 Monate zu führen. Aus ihm ist ersichtlich, wann der kürzeste Zyklus war. Die Länge der unfruchtbaren Phase vor dem Eisprung wird dann nach der Formel berechnet:

Dauer des kürzesten Zyklus
minus 21 Tage
= letzter unfruchtbarer Tag

Dauerte der kürzeste Zyklus in den letzten zwölf Monaten beispielweise 27 Tage, so ergibt sich eine unfruchtbare Phase am Zyklusanfang von

27 - 21 = 6 Tage

Die ersten sechs Tage im Zyklus dieser Frau gelten dann als unfruchtbar.

Diese rein rechnerische Methode zur Bestimmung der frühen unfruchtbaren Tage ist mit der Unsicherheit der Kalendermethoden behaftet. Von der Anwendung dieser Kombinationsmethode – Bestimmung der frühen unfruchtbaren Tage rechnerisch, der späten unfruchtbaren Tage mittels Temperaturmethode – raten wir ab.

Zweite Variante. Zuverlässiger ist die Vorgehensweise, bei der sich die Berechnung an der Temperaturkurve orientiert. Vom frühesten Temperaturanstieg der 12 vorangegangenen Temperaturkurven werden 6 Tage abgezogen. Der so errechnete Termin ist der erste fruchtbare Tag. Die Zeit vom Zyklusanfang bis 6 Tage vor dem frühesten Temperaturanstieg gilt als unfruchtbare Phase vor dem Eisprung. Eine Frau, deren frühester Temperaturanstieg auf den 15. Zyklustag fällt, kann also die 6 vorausgehenden Tage bis einschließlich neunter Tag als fruchtbare Tage annehmen. Der 8. Zyklustag ist der letzte wahrscheinlich unfruchtbare Tag. *(vgl. Abb. 6)*

Sicherheit und Fehlerquellen

Die strenge Form der Temperaturmethode, das heißt, wenn nur in der unfruchtbaren Phase nach dem Eisprung Geschlechtsverkehr stattfindet, zeichnet sich durch eine hohe Sicherheit aus. Die Versagerquote ist gering und liegt bei etwa einer Schwangerschaft pro 100 Anwendungsjahre. Dieser Wert, der sogenannte *Pearl*-Index, entspricht der Zahl der unbeabsichtigten Schwangerschaften pro 100 Frauen, die ein Jahr lang eine bestimmte Methode, in diesem Falle die Temperatur-Methode, anwenden.

Zu den Fehlerquellen der Temperaturmethode zählen:

● ein durch Krankheit bedingter Temperaturanstieg (Fieber),

● Abweichungen von der üblichen Meßzeit,

● zu kurze Ruhepause,

● Benutzung eines anderen Thermometers,

● ungenaue rektale Meßwerte bei Verstopfung.

Die erweiterte Form der Temperaturmethode, bei der sich die Berechnung an der Temperaturkurve orientiert, hat einen *Pearl*-Index von 2, während die Kombination von Temperaturmethode und Kalendermethode einen *Pearl*-Index von 19 aufweist.

Natürliche Familienplanung und Computer

Neuerdings ist es möglich, statt der üblichen Fieberthermometer zur Messung der morgendlichen Aufwachtemperatur auch an Kleincomputer angeschlossene Thermosonden zu verwenden. Diese Geräte sind nicht größer als Taschenrechner.

Dabei wird die Körperwärme mit dem Thermofühler im Mund unter der Zunge gemessen, was nur etwa eine Minute dauert. Die gemessene Temperatur wird angezeigt und gespeichert. Durch Knopfdruck lassen sich zu jedem beliebigen Zeitpunkt des Zyklus die gespeicherten Daten abrufen und auf einem kleinen eingebauten Bildschirm (Display) darstellen.

Diese Art von Computer nimmt der Frau die tägliche Eintragung des Temperaturwertes und die Zeichnung der Temperaturkurve ab. Er ist also eher ein »elektronisches Notizbuch« für die Kurvenblätter. Auswertung, Deutung und eigene Entscheidung liegen bei der Benutzerin.

Inzwischen sind auch echte programmierte Kleincomputer entwickelt worden. Neben der monatlichen Aufzeichnung der Temperaturkurve können diese Geräte anhand der letzten zwölf gespeicherten Zyklen die unfruchtbaren Tage in der Voreisprungphase errechnen. Der Computer analysiert und deutet die eingegebenen Werte. Das fertige Ergebnis wird je nach Gerät unterschiedlich dargestellt. So kann die Frau z.B. durch Knopfdruck auf einem kleinen Bildschirm die Information über fruchtbare oder unfruchtbare Tage ablesen. Ein anderes Gerät gibt der Benutzerin durch verschiedenfarbige Leuchtsignale bekannt, an welchen Tagen eine Befruchtung möglich ist und wann diese nicht eintreten kann. Diesen Geräten liegt im Prinzip die sogenannte »erweiterte Temperaturmethode« zugrunde.

Inwieweit das Vordringen von Chips, Kilobytes und Interface auf dem Gebiet der Natürlichen Familienplanung wirklich zu einer Erleichterung der Anwendung und Steigerung der Methoden-Sicherheit führen kann, läßt sich z.Zt. noch nicht sagen.

Das bewußte Erleben von Körpervorgängen wird sicherlich bei Verwendung von Computern nicht größer. Aber vielleicht werden auch Paare über dieses »technische Vorspiel« mehr Lust zu gemeinsamer Verantwortung bei der Familienplanung verspüren.

Schleimstrukturmethode

Aus der Beobachtung, daß sich der Schleim im Gebärmutterhals (Zervixschleim) während des Zyklus verändert und je nach Zyklusphase unterschiedlich beschaffen ist, hat sich die Schleimstrukturmethode entwickelt.

Ähnlich der Temperaturmethode werden bei der Schleimstrukturmethode die Beobachtungsergebnisse tabellarisch aufgezeichnet. Der australische Arzt *John Billings* hat unter der Bezeichnung »Ovulationsmethode« die hormonell gesteuerten charakteristischen Schleimmuster der fruchtbaren und unfruchtbaren Tage erstmals ausführlich beschrieben und darauf Richtlinien für Empfängnis oder Empfängnisverhütung abgeleitet.

Grundregel: Jede Frau hat ein für sie »typisches« Schleimmuster, das sich von dem anderer Frauen unterscheidet.

Frauen, welche diese Verhütungsmethode anwenden wollen, müssen nicht nur zwischen Trockenheit, klebriger Feuchtigkeit und Nässe unterscheiden können. Sie müssen vielmehr auch erlernen, die verschiedenartige Beschaffenheit des abgesonderten Schleims zu beurteilen. Es kommt dabei auf Empfindung, Beobachtung und Beschreibung von persönlichen Veränderungen an, nicht so sehr auf Angaben absoluter Mengen oder Maße.

Veränderungen der Beschaffenheit des Schleims im Laufe des Zyklus

Wenn die Frau keinen Schleim am Scheideneingang beobachtet, sondern ein Gefühl der Trockenheit wahrnimmt, kann sie davon ausgehen, daß sie sich in einer unfruchtbaren Zyklusphase befindet.

Sobald jedoch in der Vor-Eisprungs-Phase Feuchtigkeitsempfindung und Schleim auftreten, deutet dies auf den Beginn fruchtbarer Tage hin. Der Schleim ist flockig, klebrig, dicht und von geringer Menge. Bei dieser zwar als wenig fruchtbar geltenden Schleimart kann eine Empfängnis nicht ganz ausgeschlossen werden: Vorsicht!

Ausgesprochen fruchtbarer Schleim ist flüssig, klar, durchsichtig, fadenziehend und tritt in größeren Mengen auf. Er wird als spinnbarer Schleim bezeichnet. Dem fruchtbaren Schleim haftet oft ein charakteristischer Geruch an, der individuell aber unterschiedlich wahrgenommen wird. (Die Beschreibungen lauten etwa: Zwiebel, Knoblauch, modrig, sauer, süßsauer.) Insbesondere blinde Frauen können am Schleimgeruch die fruchtbare Zyklusphase erkennen. Wird eine Probe auf einem Glasplättchen ausgestrichen und nach dem Trocknen unter dem Mikroskop betrachtet, wird die typische Farnkrautblätter-Struktur *(Abb. 8)* sichtbar.

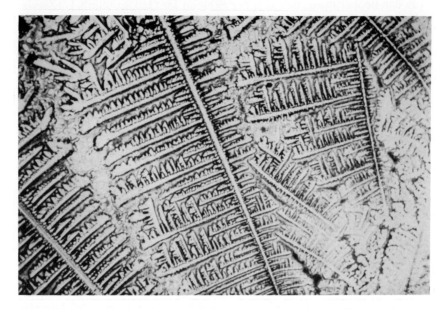

Abb. 8: Farnkraut-Zeichen. Wenn der »fruchtbare« Schleim auf einem Glasplättchen ausgestrichen, getrocknet und unter dem Mikroskop betrachtet wird, zeigt sich dieses typische Bild.

Wann und Wo wird der Fruchtbarkeitsschleim beobachtet?

Die Überprüfung des Schleims kann zu jeder Tageszeit stattfinden z.B. vor dem Wasserlassen durch Abwischen des Schleims mittels Toilettenpapier oder durch Entnahme des Schleims mit den Fingern vom Scheideneingang. Es ist auch möglich, den Schleim mit dem Finger direkt vom Muttermund abzunehmen.

> **Hinweis:** Die Schleimprobe muß stets vom gleichen Ort genommen und mehrmals am Tage ausgeführt werden.

Geübte Frauen können allein aus dem Spüren der Nässe, klebriger Feuchtigkeit oder Trockenheit auf der Haut im Bereich des Scheideneingangs auf die Phase des Zyklus schließen.

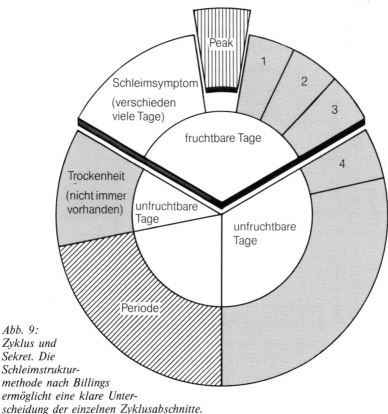

Abb. 9: Zyklus und Sekret. Die Schleimstruktur- methode nach Billings ermöglicht eine klare Unter- scheidung der einzelnen Zyklusabschnitte.

39

Tabelle: Beispiel für die Eintragung der Schleimbeobachtung

Zyklustag	Schleimsehen	Schleimfühlen
1		Periode
2		Periode
3		Periode
4		Periode
5		Periode
6	–	trocken
7	–	trocken
8	–	trocken
9	zäh	klebrig
10	klumpig	klebrig-feucht
11	milchig	feucht
12	milchig	feucht
13	glasig	feucht
14	klar	naß
15	spinnbar	schlüpfrig
16	dicklich	feucht
17	zäh	feucht
18	–	trocken
19	–	trocken
20	–	trocken
21		trocken
22		trocken
23		trocken
24		trocken
25		trocken
26		trocken
27		trocken
28		trocken

Bis eine Frau ihr persönliches Schleimmuster erkennen lernt, wird sie einige Monate benötigen. Insbesondere der erste Beobachtungszyklus sollte so normal wie möglich ablaufen. Alles sollte vermieden werden, was die Wahrnehmung der Schleimbeschaffenheit beeinflussen könnte. Im ersten Lern-Zyklus muß auf Geschlechtsverkehr ganz verzichtet werden.

Tips zur Verhütung mit der Schleimstrukturmethode

Während der Menstruation kann die Schleimbeschaffenheit nicht wahrgenommen werden. Ein früher Eisprung (Ovulation), der bei einem kurzen Zyklus durchaus in die Menstruationszeit fallen kann, bleibt unerkannt. Deshalb gilt folgender Tip:

1. Enthaltsamkeit während der Menstruation!

Bei einem 28 bis 30-Tage-Zyklus ist die Zyklusphase unmittelbar nach der Menstruation dadurch gekennzeichnet, daß entweder kein Schleim oder nur eine geringe Menge von flockigem, klebrigem und dickflüssigem Schleim vorhanden ist. Wenn die Frau den Scheideneingang trocken empfindet, kann sie davon ausgehen, daß sie sich in einer unfruchtbaren Phase befindet. Sobald sie jedoch den beschriebenen Schleim wahrnimmt, deutet dies auf Tage mit möglicher Empfängnisbereitschaft hin. Dann sollten folgende Tips beachtet werden:

2. In den Tagen nach der Regelblutung (Menstruation): Geschlechtsverkehr erst am Abend nach einer Tagesbeobachtung von Trockenheit!

3. Geschlechtsverkehr nur an jedem zweiten Abend!
Die Beurteilung des Schleims wird etwa 24 Stunden nach dem Verkehr durch Samenflüssigkeit und durch Ausscheidungen (Sekrete) während der sexuellen Erregung erschwert.

4. Enthaltsamkeit in der Übergangszeit!
Erst nach 3 aufeinanderfolgenden Beobachtungstagen kann aus der Beschaffenheit des Schleims auf »fruchtbare Tage« oder »unfruchtbare Tage« geschlossen werden.

Wenige Tage vor dem Eisprung stellt sich eine Veränderung der Schleimbeschaffenheit ein, die am Tage des Empfängnisoptimums (peak-day, Tag des Schleim-Höhepunkts) am auffälligsten ist. Zur Erkennung des nun in größeren Mengen ausgeschiedenen fruchtbaren Schleims seien folgende Tips gegeben:

5. Enthaltsamkeit, sobald eine Veränderung zum fruchtbaren Schleim hin beobachtet wird und zwar
- an allen Tagen mit fruchtbarem Schleim und
- an den folgenden 3 Tagen.

6. Das Empfängnisoptimum fällt auf den letzten Tag mit klarem, fadenziehendem Schleim *(Abb. 10)*.

7. An Tagen mit Schmierblutungen und 3 Tage danach: kein Geschlechtsverkehr!

Nach dem Eisprung verringert sich die Absonderung von Schleim. Er wird dickflüssig, klebrig und flockig. Bisweilen wird überhaupt kein Schleim mehr produziert. Kurz vor der Menstruation registrieren manche Frauen dünnflüssige, wasserklare Absonderungen, die sich jedoch deutlich vom spinnbaren, fruchtbaren Schleim unterscheiden. Dies führt unter Berücksichtigung der begrenzten Lebensdauer von Samenzellen und der eingeschränkten Befruchtbarkeit von Eizellen zu der nachstehenden Erkenntnis:

8. Vom vierten Tag nach dem Empfängnisoptimum bis zum Ende des Zyklus ist ungeschützter Verkehr ohne Empfängnisrisiko möglich.

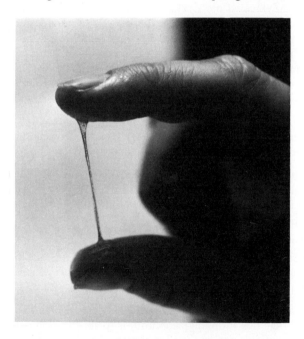

Abb. 10: »Fingerprobe«. Das Empfängnisoptimum fällt auf den letzten Tag, an dem derart klarer fadenziehender Schleim festgestellt wird.

Sicherheit und Fehlerquellen

Untersuchungen über die Sicherheit der Schleimstrukturmethode haben zu sehr unterschiedlichen Ergebnissen geführt. Die Versagerquoten streuen von 0,4 bis 39,7 Schwangerschaften auf 100 Frauenjahre (*Pearl*-Index vgl. Seite 94). Die Angaben hoher Versagerquoten überwiegen dabei. Als Fehlerquellen werden angegeben:

1. Unzulängliche Einhaltung der Abstinenzregel
während der einwandfrei als fruchtbar erkannten Phasen. Dies ist die Hauptursache für das Versagen der Schleimstrukturmethode. *(Abb. 11)*

2. Die Merkmale des fruchtbaren Schleims treten zu spät auf.
Tritt der fruchtbare Schleim später auf oder wird zu spät erkannt, so können Samenzellen von einem Geschlechtsverkehr an einem vermeintlich noch »trockenen« Tag bis zum Eisprung überleben und das freigesetzte Ei befruchten. Die meisten sogenannten Methodenfehler treten an dem Tag auf, der sich hinterher als der Tag vor Auftreten des Schleims herausstellte.

Da die Samenzellen normalerweise eine Befruchtungsfähigkeit von 3 Tagen besitzen *(vgl. Kapitel 3),* muß die Absonderung des fruchtbaren Schleims also mindestens 3, besser 4 Tage vor dem Eisprung beginnen.

3. Der typische Schleim des Empfängnisoptimums tritt zu früh auf.
Die Schleimstrukturmethode geht davon aus, daß der Schleimhöhepunkt einen Tag vor dem Eisprung beobachtet wird oder mit dem Eisprung zusammenfällt. Demnach wird am vierten Tag nach dem Schleimhöhepunkt kein befruchtungsfähiges Ei mehr da sein, das selbst nur eine Überlebenszeit von höchstens zwölf bis 24 Stunden hat *(vgl. Kapitel 2).* Verschiebt sich jedoch der Abstand zwischen Schleimhöhepunkt und Eisprung um mehr als drei Tage, das heißt, der Tag des Schleimhöhepunkts tritt zu früh auf, so kann ein nach den Richtlinien der Schleimstrukturmethode stattgefundener Geschlechtsverkehr gerade in die Zeit des Eisprungs fallen und zu einer ungeplanten Schwangerschaft führen.

4. Beobachtung und Interpretation der Schleimbeschaffenheit machen Schwierigkeiten.

Die Wahrnehmung und Bestimmung der Schleimbeschaffenheit kann aus mehreren Gründen nicht möglich oder erschwert sein:
- bei sexueller Erregung durch das Feuchtwerden der Scheide,
- nach dem Geschlechtsverkehr durch die Samenflüssigkeit,
- bei Entzündungen der Scheide, des Muttermundes oder des Gebärmutterhalskanals,
- bei ständig vorhandenem Ausfluß (Fluor), der durch bestimmte Bekleidungsgewohnheiten, wie Tragen enganliegender Hosen oder Unterwäsche aus Kunstfaser verursacht werden kann,
- bei falschen Maßnahmen der Intimhygiene wie Scheidenspülungen, Benutzen von desodorierenden oder parfümierten Seifen, Intimsprays, unzweckmäßiger Gebrauch von Tampons,
- bei Anwendung von Scheidentabletten oder -zäpfchen,
- bei Verwendung chemischer Verhütungsmittel
- in köperlichen und seelischen Streßsituationen
- bei Schmierblutungen
- während der Menstruation.

Weltweite Untersuchungen haben ergeben, daß 7 bis 25% aller Frauen, die nach der Schleimstrukturmethode verhüten wollen, nicht fähig sind, die unterschiedliche Beschaffenheit des Schleimes wahrzunehmen. Für sie wird diese Methode keine geeignete Verhütungsmethode sein.

Tabelle: Schleimstruktur und Empfängnisbereitschaft

Wahrnehmung des Schleims			
Sehen Beobachtung am Scheideneingang	Kein Schleim	Geringe Absonderung von weniger fruchtbarem Schleim	Viel Absonderung von fruchtbarem Schleim
Beschaffenheit des Schleims	–	dickflüssig, zäh, dicklich, dicht, flockig, klumpig, körnig, undurchsichtig, trüb, weißlich oder milchig	dünnflüssig, durchsichtig, klar, glasig, elastisch, dehnbar, spinnbar, fadenziehend, wie rohes Eiweiß aussehend, rot, rosa oder braun mit Blut gemischt, wenn Schmierblutung
Fühlen Empfindung am Scheideneingang	Trockenheit	klebrig-feucht	schlüpfrig, Gefühl von Nässe
Riechen	nichts	leichter Geruch	charakteristischer Geruch, individuell unterschiedlich
Zyklusphase	1. nach der Periode 2. in der Phase nach dem Eisprung	in der Vor-Eisprungs-Phase	zur Zeit des Eisprungs
Fruchtbarkeitsphase	**unfruchtbar**	**möglicherweise fruchtbar**	**fruchtbar**

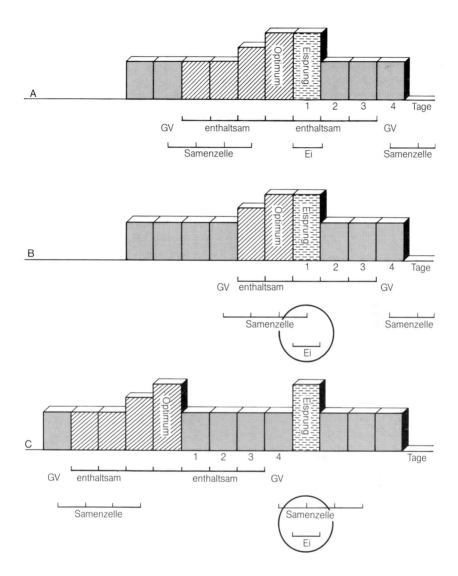

Abb. 11: Fehlerquellen der Schleimstrukturmethode.

■ *Trocker* ▨ *Schleim* ○ *Befruchtung* *GV Geschlechtsverkehr*

A: *Schleimzeichen tritt rechtzeitig auf. Bei Einhaltung der Abstinenzregel kommt es zu keiner Befruchtung.* **B:** *Schleimzeichen tritt zu spät auf. Die Samenzellen des GV überleben bis zum Eisprung und können das Ei befruchten.* **C:** *Schleimoptimum tritt zu früh auf. Der nach den Richtlinien der Methode stattgefundene GV fällt in die Zeit des Eisprungs und es kommt zur Befruchtung.*

Kombinationsmethoden

Symptothermale Methode

Die symptothermale Methode ist eine Kombinationsmethode. Zur Bestimmung der unfruchtbaren Tage nach dem Eisprung werden der Schleim des Gebärmutterhalses (Zervixschleim) als Zeichen (Symptom) und die Basaltemperaturwerte (»thermal«) herangezogen. *Roetzer* hat erstmals diese Methode beschrieben.

Temperatur und Zervixschleim werden in Abhängigkeit voneinander ausgewertet.

Grundregel: Nach Aufhören des typischen Fruchtbarkeitsschleims müssen drei aufeinanderfolgende Tage mit erhöhter Temperatur beobachtet werden. Sie muß mindestens 0,2 Grad höher liegen als die an den sechs vorangegangenen Tagen gemessene Temperatur. Am Abend des dritten Tages mit erhöhter Temperatur beginnen die als sicher anzusehenden unfruchtbaren Tage. *(Abb. 12)*

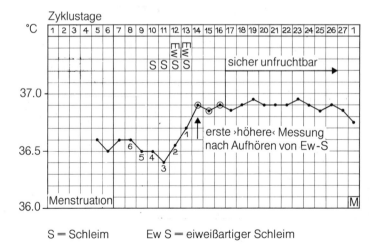

S = Schleim   Ew S = eiweißartiger Schleim

Abb. 12: Symptothermale Methode. Graphische Darstellung der Aufwachtemperatur und der Schleimbeobachtung mit Angabe der sicher unfruchtbaren Tage nach dem Eisprung.

Die symptothermale Methode kann auch als *»Methode der doppelten Kontrolle«* (Double-check-method) angewendet werden.

Dabei registriert die Frau Basaltemperatur und Zervixschleim unabhängig voneinander. Die Werte werden in Tabellen aufgenommen, aus welchen dann für jede Meßreihe der Beginn der unfruchtbaren Tage nach dem Eisprung abgelesen wird. Beide Werte werden miteinander verglichen. Ausschlaggebend für den tatsächlichen Beginn der unfruchtbaren Tage ist immer dasjenige Zeichen, das *zuletzt* auftritt.

Sicherheit

Die Zuverlässigkeit der symptothermalen Methode ist bei richtiger Anwendung erfahrungsgemäß sehr hoch und reicht fast an 100% heran. Wenn der Geschlechtsverkehr wirklich nur in den sicher als unfruchtbar geltenden Tagen nach dem Eisprung stattfindet und im ersten Teil des Zyklus die Abstinenzregel beachtet wird, entspricht der *Pearl*-Index der symptothermalen Methode dem der Temperatur-Methode.

Variante der symptothermalen Methode

Die symptothermale Methode zur Bestimmung der unfruchtbaren Phase *nach* dem Eisprung kennt auch eine Kombinationsvariante mit den rechnerischen Methoden zur Feststellung der unfruchtbaren Tage *vor* dem Eisprung. Es wird eine relative Unfruchtbarkeit in den ersten sechs Tagen des Zyklus angnommen, wenn bestimmte Zusatzbedingungen erfüllt sind:

1. Die vorangegangenen Zyklen müssen länger als 22 Tage gedauert haben. Bei sehr kurzen Zyklen besteht die Möglichkeit einer Empfängnis auch während der Periodenblutung.

2. Der Zyklus muß mit einer »echten« Regelblutung anfangen.

3. In diesen sechs Tagen muß das Zeichen »Trockenheit« wahrgenommen werden. Wenn jedoch das Schleimzeichen auftritt, so ist dies mit dem Beginn der fruchtbaren Tage gleichzusetzen.

Weitere Zeichen der periodischen Fruchtbarkeit als Kombinationsmöglichkeiten

Selbstuntersuchung des Muttermundes

Bei der Selbstuntersuchung des Muttermundes ist es der Frau möglich, den in die Scheide hereinreichenden Teil des Gebärmutterhalses (Portio) und den Muttermund zu tasten. Dieses kann mit einem Finger oder mit zwei Fingern erfolgen. Dabei wird die Frau im Laufe des Zyklus Veränderungen an den untersuchten Stellen wahrnehmen können. Es hat sich nämlich gezeigt, daß gemeinsam mit der Zunahme der Schleimmenge in der Zeit vor dem Eisprung sich die Muttermundöffnung erweitert und das Gewebe der Portio weicher wird. Außerdem ändert der Gebärmutterhals (Zervix) seine Lage im Becken und wandert zwei bis drei Zentimeter nach oben. Das Tasten des Muttermundes kann dann erschwert sein, so daß manche Frauen in dieser Zeit die Portio kaum mehr mit den Fingern erreichen.

Die drei fühlbaren, durch Tasten feststellbaren Veränderungen sind:

- Erweiterung des Muttermundes
- Lockerung des Portiogewebes
- Anhebung der Zervix

Diese Veränderungen bilden sich nach dem Eisprung innerhalb von 1 bis 2 Tagen schnell zurück. Die Rückbildung fällt gewöhnlich mit dem Temperaturanstieg zusammen und kann als zusätzliches Zeichen zur Bestimmung der unfruchtbaren Tage gewertet werden.

Das Zusammentreffen von an drei aufeinanderfolgenden Tagen erhöhter Temperatur mit dreitägiger Wahrnehmung einer harten Portio mit geschlossenem Muttermund zeigt den Beginn der unfruchtbaren Tage an. Dabei ist zu bemerken, daß die Veränderung individuell verschieden ausfallen kann. Nach dem derzeitigen Stand der Erfahrung ist es nicht möglich, absolute Meßwerte anzugeben.

Jede Frau wird sich einem einfachen Lernprozeß unterziehen, in dessen Verlauf sie sicher wird, die Veränderungen an der Portio wahrzunehmen. Die Zeit der Einübung dauert unterschiedlich lang, sie kann sich auf mehrere Monate belaufen. Jede Frau wird für die Selbstuntersuchung die für sie angenehme Körperhaltung herausfinden, sei es im Liegen, in der Hocke oder stehend mit einem hochgestellten Bein und leicht gebeugtem Becken.

Mittelschmerz, Mittelblutung, Brustspannen

Für manche Frauen ist ein schmerzhaftes Gefühl im Unterbauch, auch *Mittelschmerz* genannt, das untrügliche Zeichen dafür, daß der zyklische Ablauf zeitlich im Bereich des Eisprungs angelangt ist. Nur bei wenigen tritt der Mittelschmerz regelmäßig in jedem Zyklus auf. Dabei handelt es sich häufig um einen plötzlich einsetzenden, lokalisierten Schmerz. Die Dauer des Schmerzes ist sehr unterschiedlich. Sie erstreckt sich üblicherweise über mehrere Sekunden oder auch wenige Minuten. Selten erreicht der Schmerz eine nach Stunden gemessene Dauer. Bisweilen macht sich der Mittelschmerz auch durch ein vages, diffuses Druck- oder Schmerzgefühl in der Beckengegend bemerkbar, das gelegentlich in den Rücken und die Beine ausstrahlt. Im allgemeinen wird der Mittelschmerz etwa zwei Tage vor dem Basaltemperaturanstieg empfunden und kann als zusätzliches Zeichen in der NFP gewertet werden.

Einige Frauen erleben an sich die *Mittelblutung* als ein Zeichen dafür, daß sie sich im Zyklusbereich des Eisprungs befinden. Die Mittelblutung ist eine Zwischenblutung und tritt als leichte, rötliche oder bräunliche Verfärbung des Schleims des Gebärmutterhalses (Zervikalschleim) in Erscheinung. Sie kann jedoch auch so stark sein, daß eine Verwechslung mit der Regelblutung nur dadurch ausgeschlossen werden kann, daß die zur Ermittlung des Eisprungtermins dienende Basaltemperaturmessung zu Rate gezogen wird.

Ein weiteres subjektives Zeichen, das Frauen als *Brustspannen,* schmerzhafte Empfindlichkeit und Anschwellen der Brust beschreiben, tritt üblicherweise nach dem Eisprung auf und fällt frühestens mit dem Temperaturanstieg zusammen. Es zeigt sich aber auch häufig erst kurz vor der nächsten Periode. Das Entstehen des Brustsymptoms wird durch den Einfluß des Gelbkörperhormons auf das Drüsengewebe der Brust erklärt. Einige Frauen registrieren zur Zeit des Eisprungs auch ein kurzdauerndes Kribbeln oder Stechen in der Brust.

Weitere subjektive Anzeichen für den Eisprung wie zum Beispiel Veränderungen des psychischen Befindens, Veränderungen an der Haut, gesteigerte sexuelle Lust, Auftreten von Schwellungen, werden von einzelnen Frauen deutlich wahrgenommen, sie sind jedoch keine sicheren, allgemein zu wertenden Zeichen für den Eisprung. Für die einzelne Frau können sie hilfreich zum Kennenlernen ihres Zyklusgeschehens sein und ihr ein größeres Maß an Sicherheit geben.

Kalendermethoden

Zu den ältesten Verhütungsmethoden mit periodischer Abstinenz zählen die Kalender-Rhythmus-Methoden, wie sie auch genannt werden. Die fruchtbaren und unfruchtbaren Zeiten im Zyklus werden rechnerisch ermittelt. Davon gibt es mehrere Varianten, die alle jedoch auf den in den dreißiger Jahren von den beiden Ärzten *Ogino* und *Knaus* erzielten Forschungsergebnissen beruhen. Bei klinischen Untersuchungen am Eierstock fand *Ogino,* daß der Eisprung zwischen dem 16. und dem 12. Tag *vor* Eintritt der nächsten Menstruationsblutung erfolgt. Unter der Annahme einer maximalen Lebensdauer der Samenzellen von drei Tagen errechnete *Ogino* erstmals eine fruchtbare Zeitspanne während des Zyklus, die sich vom 19. bis zum 12. Tag vor der nächsten Periodenblutung erstreckt. Bei einem Zyklus von 28tägiger Dauer weist das auf eine Fruchtbarkeit vom 10. bis 17. Zyklustag hin. Da über längere Zeit gesehen der Zyklus selten regelmäßig und genau 28 Tage dauert, sondern vielmehr Schwankungen in der Länge auftreten, bedarf es der Aufzeichnungen von mindestens 12 Zyklen, ehe Mittelwerte für Beginn und Ende der fruchtbaren Tage angegeben werden können. Nach einer längeren Beobachtungszeit gilt folgendes:

Erster fruchtbarer Tag = kürzester Zyklus in Tagen minus 18
Letzter fruchtbarer Tag = längster Zyklus in Tagen minus 11

Für eine Frau, deren Zykluslängen zum Beispiel zwischen 26 und 30 Tagen schwanken, ergibt sich folgende Berechnung der fruchtbaren Phase:

Erster fruchtbarer Tag: 26 – 18 = 8. Zyklustag
Letzter fruchtbarer Tag: 30 – 11 = 19. Zyklustag
Fruchtbare Tage: 8. – 19. Zyklustag
                         In dieser Zeit ist mit einer Empfängnis zu rechnen.

Sicherheit und Fehlerquellen

Die Zuverlässigkeit der Kalendermethoden ist gering, die statistisch nachgewiesene Versagerquote also hoch (*Pearl*-Index 14 bis 40). Dies beruht auf mehreren Ursachen.

Bei großen Schwankungen in der Zykluslänge ergeben sich lange Phasen möglicher Fruchtbarkeit, also eine lange Zeitspanne, in welcher Abstinenz geboten ist. Das wird zuweilen als Nachteil der Kalendermethoden angesehen, weil es dazu verleitet, daß die Enthaltsamkeitsregel nicht sorgfältig eingehalten wird.

Überdies berücksichtigen die rechnerischen Angaben der beschriebenen Kalendermethode nicht eine mehr als drei Tage währende Befruchtungsfähigkeit der Samenzellen, was in Einzelfällen jedoch beobachtet wurde. Wenn demnach Bedingungen vorliegen, die den Samenzellen erlauben, mehr als drei Tage zu überleben, kann ein Versagen der Kalendermethode nicht ausgeschlossen werden.

Ein weiterer und schwerwiegender Nachteil dieser rechnerischen Methoden ist die Tatsache, daß Zyklusverschiebungen nicht im voraus erfaßbar sind. Der Eisprung kann beispielsweise vorverlegt oder verzögert werden durch fieberhafte Erkrankungen, Operationen und körperlichen oder psychischen Streß, aber auch durch ausgeprägte Klimaunterschiede etwa in Verbindung mit Reisen und Bergtouren, durch Medikamente, durch Schlankheitskuren.

Da inzwischen weitaus zuverlässigere Methoden zur Bestimmung der periodischen Fruchtbarkeit verfügbar sind, werden heutzutage die Kalendermethoden nicht mehr empfohlen.

Coitus interruptus

Der Coitus interruptus wird hier in die Beschreibung einbezogen als eine Methode, die keiner Hilfsmittel bedarf und sich damit in die sogenannten natürlichen Methoden einordnet. Inwieweit diese Methode als »natürlich« bezeichnet werden kann, mag dahingestellt sein. Der Coitus interruptus ist eine weit verbreitete, vielleicht die älteste Methode der Empfängnisverhütung und beruht auf der Unterbrechung des Geschlechtsverkehrs. Der Erfolg dieser Methode ist daran geknüpft, daß der Mann vor Eintritt des Samenergusses das Glied aus der Scheide zieht, damit keine Samenzellen in den Körper der Frau gelangen. Bekannt ist dieses Vorgehen auch unter den Bezeichnungen »Aufpassen« oder »Rückzieher«.

Die hohe Versagerquote mit einem *Pearl*-Index von über 25 erklärt sich hauptsächlich aus der häufig unzulänglichen Beherrschung der Technik. Seiner geringen Zuverlässigkeit wegen ist der Coitus interruptus als Verhütungsmethode abzulehnen.

Lunazeption

Eine Lunazeption oder »Mond-Empfängnis« genannte Methode der Empfängnisverhütung geht auf die Amerikanerin *Louise Lacey* zurück. Sie gründet ihr Verfahren auf Überlieferungen alter Kulturen, wonach alle gebärfähigen Frauen gleichzeitig, nämlich bei Vollmond, fruchtbar waren und bei allen zur gleichen Zeit, bei Neumond, die Periodenblutung einsetzte. Diese Kenntnisse und weiterführende Arbeiten über mögliche Auswirkungen des Lichtes auf Zyklus und Eisprung (Ovulation) veranlaßten *L. Lacey,* eigene Erfahrungen zu sammeln. Dazu verfuhr sie wie folgt:

Während des Zyklus nahm sie jeden Tag die Temperaturmessung vor und schlief in der 14., 15. und 16. Nacht beim Licht einer 25-Watt-Birne einer Nachttischlampe oder beim Licht einer 40-Watt-Birne, die in angemessener Entfernung aufgestellt war, um die Vollmondhelligkeit zu simulieren. In allen anderen Nächten schlief sie bei völliger Dunkelheit. Einige Monate nach Beginn des Tests stellte *L. Lacey* fest, daß sich der anfänglich unregelmäßige Zyklus auf einen regelmäßigen 29-Tage-Zyklus einspielte. Die Temperaturkurve blieb bis zur 13. Nacht im unteren Bereich, sank anschließend geringfügig, um schließlich am darauffolgenden Tag steil anzusteigen und dieses Niveau bis zur nächsten Periodenblutung zu halten. Das Zeitintervall, in dem die Temperatur zuerst absinkt und dann deutlich ansteigt, nennt *L. Lacey* Phasenwechsel. Dieser dauert 48 Stunden und signalisiert den Eisprung. Da *L. Lacey* von einer 48-stündigen Befruchtungsfähigkeit des Samens ausgeht, sollte eine Frau, welche die Lunazeption als Verhütungsmethode anwendet, wenigstens fünf Tage enthaltsam sein, nämlich zwei Tage vor den Nächten, in denen sie bei Licht schläft und während dieser Zeit. *L. Lacey* empfiehlt die Anwendung eines zusätzlichen Verhütungsmittels, wie etwa des Diaphragmas, *(vgl. S. 76)* solange mit der Lichtmethode kein deutlich erkennbarer Rhythmus erzielt worden ist.

Hinweis: Wissenschaftliche Erfahrungsberichte und Daten über die Zuverlässigkeit der Methode der Lunazeption liegen bis jetzt nicht vor. Es ist nicht ratsam, die Lunazeption als Methode zur Empfängnisverhütung anzuwenden.

Vorteile und Nachteile
der Natürlichen Familienplanung

Vorteile	Nachteile
Gesundheitlich unbedenkliche, absolut unschädliche Verhütungsmethoden	Tägliche Temperaturmessung kann unbequem sein
Keine Nebenwirkungen	Versagerquote steigt bei fehlender Motivation, weil dann ungenau beobachtet wird
Bei Kinderwunsch kann sofort mit der Verhütung aufgehört werden	Längere Einübungszeit notwendig
Keine Beeinträchtigung der Fruchtbarkeit	Versagerquote bei ungenügender Unterweisung
Keine oder geringe Kosten (Kauf eines Thermometers)	Abstinenz erforderlich, wenn nur mit NFP verhütet wird
Gute Akzeptanz, wenn sich beide Partner beteiligen	Lange Abstinenzzeiten bei unregelmäßigen Zyklen
Hohe Zuverlässigkeit der Temperaturmethode und der symptothermalen Methode	Geringe Sicherheit der Schleimmethode und sehr geringe Zuverlässigkeit der Kalendermethode
Einfach, ohne größere Hilfsmittel anzuwenden	

Kombination von Natürlicher Familienplanung und Barrieremethoden

Paare, die ausschließlich mit den sogenannten natürlichen Methoden verhüten wollen, müssen mehr oder weniger lange Phasen der Enthaltsamkeit auf sich nehmen, was ja nicht Verzicht auf Nähe, Zärtlichkeit und Sexualität bedeutet. Für viele hat sich jedoch die Kombination von Natürlicher Familienplanung mit den Barrieremethoden als akzeptable Möglichkeit der sicheren Empfängnisverhütung erwiesen. Große Zuverlässigkeit und hohe Sicherheit werden dabei dann erreicht, wenn Diaphragma oder Kondom vom ersten Tag der Regelblutung an benutzt werden bis zu dem Zeitpunkt, an dem durch Temperaturmessung oder durch die symptothermale Methode der Beginn der sicher unfruchtbaren Tage nach dem Eisprung signalisiert wird.

5. Barrieremethoden

Allgemeine Hinweise

Der im Englischen geläufige Begriff »barrier-methods« beschreibt unsere mechanischen und chemischen Verhütungsmittel gut. Um das Zusammentreffen von männlichem Samen (Spermien) und weiblicher Eizelle und damit die Befruchtung zu verhindern, wird eine Art von *Sperre* in die Scheide eingelegt: Zäpfchen, Creme, Gelee, Scheidenpessar, Gebärmutterhalskappe und Verhütungsschwämmchen.

Dadurch werden die Samenzellen auf ihrem Weg ins Innere der Gebärmutter gestoppt. Das bislang einzige Verhütungsmittel, das der Mann benutzen kann, ist das Kondom, auch Präservativ oder »Pariser« genannt. Diese mechanische Barriere verhindert, daß Samen und Samenflüssigkeit nach dem Erguß in die Scheide gelangen und damit in Kontakt mit den weiblichen Geschlechtsorganen kommen.

Die im vorigen Kapitel beschriebenen Methoden der Natürlichen Familienplanung (NFP) orientierten sich ausschließlich an ständig wechselnden zyklischen Veränderungen. Dies macht eine fortlaufende Beobachtung und Registrierung erforderlich, unabhängig davon, ob häufig oder selten im Monat überhaupt Geschlechtsverkehr stattfindet. Gelegentlich wird auch ein Paar, das mit diesen Methoden eine Empfängnis verhüten will, auf eine spontane Liebesbegegnung verzichten müssen. Es kommt ganz entscheidend darauf an, wie gut sich die beiden Partner in dieser Hinsicht verstehen und sich auch über mögliche Einschränkungen in ihrem Sexualleben verständigen können.

Auch die Barrieremethoden funktionieren um so besser, je mehr es auch mit der Partnerschaft klappt. Schließlich werden Diaphragma, Kondom und/oder Verhütungszäpfchen in engem Zusammenhang mit dem unmittelbar bevorstehenden Geschlechtsverkehr benutzt. Die Vorbereitungen zur Anwendung unterbrechen meist die schönsten Minuten des Vorspiels. Das Aufreißen der Folienpackung oder das Eincremen des Scheidenpessars läßt sich nur mit Mühe voreinander verbergen. Eine gute und ehrliche Beratung hat vielleicht den gemeinsamen Entschluß zu dieser Form der Verhütung ermöglicht, oder die verständliche und überschaubare Wirkung der Spermienbarriere hat zu dieser Entscheidung des Paares geführt. Die Partner werden deshalb über diese Form der Verhütung sprechen und sich klar werden, ob diese deutliche und sichtbare Trennung zwischen möglicher Fruchtbarkeit und sexuellem Erleben überhaupt von ihnen gewollt und ertragen werden kann. So kann die Barrieremethode der Empfängnisverhütung zu einem Prüfstein der Paarbeziehung werden.

Chemisch wirksame Verhütungsmittel

Geschichte

Die Geschichte der in der Scheide wirksamen chemischen Verhütungsmethoden reicht weit zurück. Aus der Zeit der alten Ägypter erhalten gebliebene Papyrusfunde berichten, daß den Frauen empfohlen wurde, Einlagen von bestimmten Kräutern, Moosen, ja auch Krokodil-Dung, mit Honig und Öl getränkt, in die Scheide vorzunehmen.

In späteren Jahrhunderten finden sich immer wieder in der Volksmedizin Beschreibungen für solche selbst herstellbaren Verhütungsmittel. Sie enthielten meist organische Säuren. Dadurch werden die Samenzellen in erster Linie nur in der Beweglichkeit gehindert, wie etwa auch durch die milchsäurehaltige Scheidenflüssigkeit selbst. Bis heute ist noch in vielen Ländern die Benutzung von Essig- oder Zitronensaft-getränkten Schwämmchen verbreitet.

Erst zu Beginn dieses Jahrhunderts begannen Wissenschaftler und pharmazeutische Betriebe mit der gezielten Suche nach Stoffen, mit deren Hilfe sich die Beweglichkeit und Befruchtungsfähigkeit der Samenzellen beeinflussen ließen. So entwickelte der Frankfurter Apotheker *Friedrich Merz* ein »Vaginal-Antisepticum und Prophylacticum«, das im Jahre 1907 weltweit als erstes Verhütungs-Gel zum Patent angemeldet wurde. Zum leichteren Einführen des Gels in die Scheide war die speziell dafür konstruierte Tube mit einem Einführröhrchen versehen *(Abb. 13).*

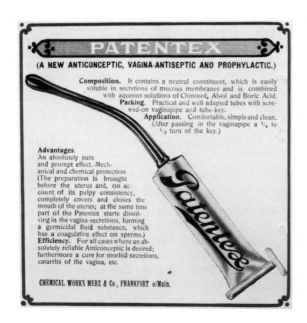

Abb. 13: »Vaginal-Antisepticum und Prophylacticum«. Vor fast 80 Jahren wurde Patentex zum Patent angemeldet.

Daß die Verhütungswirksamkeit nicht offen angesprochen, sondern nur im Beipackzettel »unter anderem« erwähnt wird, charakterisiert den Zeitgeist und das damalige Image bewußter Familienplanung. Allerdings war schon zu dieser Zeit bekannt, daß samenabtötende Stoffe (Spermizide) auch nützliche Eigenschaften zur Verhütung von Scheidenentzündungen hatten. Diese »Nebenwirkung« von Verhütungszäpfchen und Cremes gewinnt gerade heute bei der Diskussion um sexuell übertragbare Infektionen immer größere Bedeutung.

Seit den frühen zwanziger Jahren werden nun zahlreiche Formen von Zäpfchen, Tabletten, Cremes, Gelees und Schaumsprays zur Empfängnisverhütung hergestellt. Die meisten dieser alten chemischen Mittel sind inzwischen wieder vom Markt verschwunden, da sie teilweise auch gesundheitlich bedenkliche Stoffe enthielten, wie organische Quecksilberverbindungen, Chinidin oder Borsäure; diese Mittel hatten recht häufig zu unangenehmen Reizerscheinungen in der Scheide und am Penis geführt und bargen dazu noch ein ziemliches Unsicherheitsrisiko.

Die neue Ära der chemischen Verhütungsmittel begann etwa 1950 mit der Entdeckung und Erforschung der sogenannten »oberflächenaktiven Stoffe«. Erst diese zellhüllenaktiven Stoffe wirken zusätzlich samenabtötend (spermizid), wodurch die Befruchtungsfähigkeit der Samenzelle ausgeschaltet wird. Dadurch ergibt sich eine wesentlich höhere Sicherheit dieser Schutzmittel, wenn sie richtig und rechtzeitig angewendet werden.

Beschreibung

Die Vielzahl von Präparaten läßt sich leicht in nur wenige Zubereitungsformen unterteilen:

Tabletten, Zäpfchen, Cremes, Gelees und Schaumsprays.

Zäpfchen werden auch mit dem Fachwort Suppositorien bezeichnet. Unter Ovulum (Mehrzahl: Ovula) versteht man kleine eiförmige Zäpfchen, die in die Scheide eingeführt werden.

Grundsätzlich sind alle chemischen Verhütungsmittel aus zwei Hauptkomponenten aufgebaut:

Trägermasse: eine wachs-, creme- oder gelartige Substanz, die sich mit Hilfe der Körperwärme und in der Scheidenflüssigkeit gut auflöst und verteilt.

Wirkstoff: zellhüllenaktives Spermizid

Alle diese Mittel werden vor dem Geschlechtsverkehr in die Scheide eingeführt. Hier überziehen sie den Gebärmutterhals mit seiner äußeren Öffnung, dem Gebärmuttermund, mit einem zähen Schleim. Das Eindringen der Samenfäden wird verhindert. Hinzu kommt die im folgenden erläuterte samenabtötende Wirkung.

56

Wirkungsweise

Um die besondere Wirkung dieser Verhütungsmittel besser verstehen zu können, muß man sich erst einmal mit dem Feinaufbau einer Samenzelle vertraut machen *(Abb. 14)*. Da deren Größe nur wenige tausendstel Millimeter beträgt, läßt sich dies nur mit Hilfe eines Elektronenmikroskops beobachten *(Abb. 15)*.

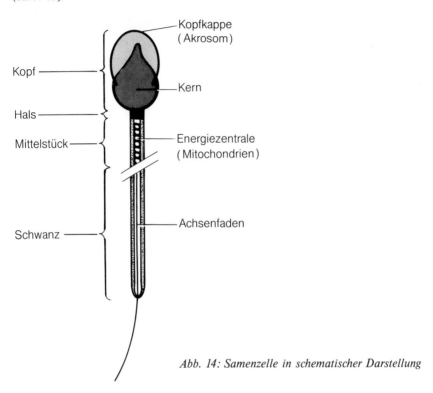

Abb. 14: Samenzelle in schematischer Darstellung

Im Kopfteil der Samenzelle befinden sich neben dem Zellkern spezielle Stoffe (Fermente), die sowohl zum Durchdringen des Schleimpfropfes im Gebärmutterhals als auch für die Befruchtung der Eizelle sehr wichtig sind.

Im Halsteil sind die Energieträger für die Fortbewegung mit Hilfe des Schwanzfadens gelagert. Das ganze Gebilde wird von einer zarten Zellhülle (Zellmembran) umgeben. Kommt nun eine solche Samenzelle in Kontakt mit den »zellhüllaktiven« Stoffen eines Verhütungszäpfchens oder einer Creme, wird die Zellhülle porös und löst sich auf *(Abb. 15)*. Die Samenzelle schrumpft, sie hat ihre Befruchtungsfähigkeit verloren. Sie kann sich außerdem nicht mehr weiter fortbewegen; sie ist damit abgetötet. Eine nur teilweise Schädigung der Samenzelle ist verständlicherweise nicht möglich, man

57

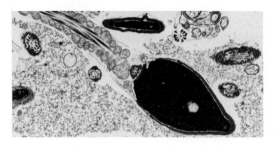
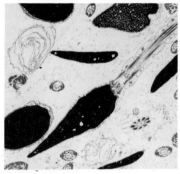

Abb. 15: Samenzellen im elektronenmikroskopischen Bild. Links ist eine befruchtungs-
fähige Samenzelle zu erkennen, die rechte Spermie hat sich nach Kontakt mit dem Spermi-
zid aufgelöst. (Aufnahmen: Prof. W. B. Schill, München)

spricht von einer »Alles-oder-Nichts-Wirkung«. Es genügt nämlich schon eine kleinste Öffnung in der Zellhülle, um die gesamte Samenzelle zum Absterben zu bringen. Damit ist auch das Entstehen von Mißbildungen bei Anwendung dieser Verhütungsmittel nicht zu befürchten, wie sich inzwischen anhand zahlreicher wissenschaftlicher Untersuchungen deutlich erkennen ließ. Dies gilt insbesondere für die am häufigsten verwandten spermiziden Wirkstoffe Nonoxinol-9 oder Octoxinol-9, die allein oder in Kombination mit anderen Stoffen in den meisten der heute in Apotheken und Drogerien erhältlichen chemischen Verhütungsmitteln enthalten sind.

Die pharmazeutisch hergestellten und bei den Gesundheitsbehörden registrierten Mittel verursachen keine gesundheitlichen Schäden, weshalb sie auch ohne ärztliche Verschreibung oder rezeptfrei verkäuflich sind.

Die nachfolgende Tabelle gibt eine Übersicht über die unterschiedlichen Formen und Zusammensetzungen chemischer Verhütungsmittel in der Bundesrepublik Deutschland.

Bei jedem Samenerguß können etwa 100 bis 200 Millionen Samenzellen in die Scheide gelangen, wo sie durch die Bewegung des Penis in allen Nischen und Falten verteilt werden. Um eine wirksame Empfängnisverhütung durch Creme, Schaum oder Zäpfchen zu erreichen, ist es daher wichtig, daß sich diese Mittel möglichst schnell und gut auflösen und Gebärmutterhals und Scheidenwand mit einem Schutzfilm überziehen. Daraus leiten sich einige Unterschiede bei der praktischen Handhabung von Cremes und Zäpfchen ab.

Verzeichnis im Handel befindlicher chemischer Empfängnisverhütungsmittel

Name	Form	Wirksubstanz
A-gen 53 N®	Vaginalzäpfchen	Nonoxinol
Antibion®	Vaginaltabletten	Nonoxinol
Confidol®	Vaginalcreme	Dihydrocuprein
Contra E®	Vaginal-Ovulum	Nonoxinol
Cytolan-Teknosal®	Vaginaltabletten	Polyaethylenglykol
Delfen-Creme®	Vaginal-Creme	Nonoxinol
Delfen-Vaginal-Schaum®	Schaumspray	Nonoxinol
Happy®	Scheidenzäpfchen	Nonoxinol
Lady®	Scheidenzäpfchen	Nonoxinol
Ortho-Creme®	Vaginal-Creme	Nonoxinol
Ortho-Gynol®	Vaginal-Gel	Octoxinol
Patentex-Gel®	Vaginal-Gel	Nonoxinol
Patentex-Schaum-Spray®	Schaum-Spray	Nonoxinol
Patentex-Oval N®	Schaum-Ovulum	Nonoxinol
Semori®	Schaumtabletten	Hydroxychinolinsulfat
Si-O-Sicherheitsovale®	Vaginal-Ovula	Chininhydrochlorid

Creme- und geleeartige Präparate

Sie liegen in einer sofortwirksamen Form vor und werden in Metalltuben meist in Apotheken verkauft. Einigen Präparaten liegt ein Röhrchen (Applikator) aus einem Kunststoffmaterial bei, um das Mittel leicht in die Scheide vor den Gebärmutterhals einzuführen. (In ähnlicher Weise werden auch spermizidwirksame Schaumsprays benutzt, die allerdings heutzutage nur noch recht selten angewendet werden).

Die Bedeutung dieser Zubereitungsform hat in den letzten Jahren mit der wachsenden Beliebtheit der Diaphragmamethode wesentlich zugenommen. Diese elastische Gummimembran kann nur durch die gleichzeitige Verwendung einer samenabtötenden Creme oder eines Gels ihre Funktion als Verhütungsmittel erfüllen. Da Cremes und Gels die gleichen samenabtötenden Wirkstoffe enthalten (Ausnahme: Berliner Gel), ist die Wahl der Präparate in erster Linie von persönlicher Erfahrung abhängig.

Weitere Einzelheiten zur Benutzung des Diaphragmas finden Sie auf Seite 76.

Was versteht man unter dem alternativen Diaphragma-Gel?

In letzter Zeit ist im Zusammenhang mit der Wiederentdeckung des Diaphragmas insbesondere durch die Frauenbewegung eine andere Form von Verhütungsgel bekannt geworden: das *Berliner Zitronen-Gel*.

Von einer Berliner Apotheke (Apotheke am Viktoria Park, Großbeeren-straße 52, 1000 Berlin 62) stammt die Idee und auch das Rezept für ein ziemlich zähflüssiges Verhütungsgel, das nur in Verbindung mit dem Diaphragma verwendet wird. Das Besondere an der Zusammensetzung ist, daß es im Gegensatz zu allen heute in pharmazeutischen Betrieben hergestellten Präparaten keine eigentlich samenabtötenden Stoffe enthält. Es ist also kein Nonoxinol-9, Octoxinol o.ä. enthalten. Abgesehen von dem recht sauren Charakter soll dieses Gel allein durch seine Barriere-Wirkung vor dem Gebärmuttereingang ausreichend wirksam sein. Inzwischen stellen nicht wenige Apotheker auf Wunsch das Gel nach folgender Zusammensetzung her:

8 g Weizenstärke
11 g aqua dest. (gereinigtes Wasser)
76 g Glyzerin
4 g Traganth
1 g Zitronensäure +
10 g Äthanol 90% (analog. Unguentum Glycerini DAB 6)

Auch ein ähnliches Rezept für ein sogenanntes Milchsäure-Gel (5%ig) ist im Umlauf.

Hinweis: Bislang liegen keine ausreichenden Untersuchungen zum genauen Wirkungsmechanismus dieser »natürlichen« Verhütungsgels vor. Auch unter mikroskopischer Beobachtung läßt sich im Gegensatz zu den herkömmlichen Präparaten keine Verminderung der Beweglichkeit der Samenfäden erkennen. Insgesamt gesehen entspricht wohl diese Art »natürliche Barrieremethode« eher den selbst von Frauen hergestellten, chemisch ziemlich sauer wirkenden Scheideneinlagen, die alle nur eine recht geringe Verhütungswirksamkeit hatten. Als wirksame Verhütungsmittel können sie jedenfalls nicht gelten und somit für eine verantwortungsbewußte Empfängnisregelung nicht empfohlen werden.

Scheidenzäpfchen, Tabletten, Schaumovula

Aus der Praxis der ärztlichen Beratung haben wir leider immer wieder festgestellt, daß ungeplante Schwangerschaften bei Benutzung von Verhütungszäpfchen in erster Linie durch fehlerhafte und unregelmäßige Benutzung eingetreten sind. Sicher ist es gerade für junge Leute sehr praktisch, Verhütungsmittel ohne Rezept und Arztbesuch zu bekommen. Es fehlt damit natürlich auch die Möglichkeit, sich individuell beraten zu lassen und noch Fragen stellen zu können, wenn der Text des Beipackzettels nicht ausführlich genug war. Die ausschließliche Anwendung von Cremes, Gels und auch der inzwischen veralteten Scheidentabletten ist mit recht großer Unsicherheit behaftet und deshalb nicht empfehlenswert. (Scheidentabletten müssen vor dem Einführen kurz in Wasser getaucht werden, damit sie sich besser auflösen können).

Tips zur Anwendung der chemischen Verhütungsmittel:

Folgende Punkte sind zu beachten:

1. Achten Sie auf die Gebrauchsanweisungen, die allen Packungen beiliegen! Die verschiedenen Herstellerfirmen geben meist noch besondere Hinweise zu den jeweiligen Präparaten an.
2. Chemische Verhütungszäpfchen sollten vor jedem Geschlechtsverkehr angewendet werden und unabhängig davon, ob Sie sich an den »unsicheren« oder »sicheren« Tagen befinden.
3. Bis zu einer Stunde vor dem Geschlechtsverkehr können Sie bereits das Zäpfchen in die Scheide einführen.
4. Unbedingt zehn Minuten Wartezeit zwischen dem Einführen des Zäpfchens bis zum Geschlechtsverkehr einhalten. Diese Zeit ist notwendig, damit unter dem Einfluß von Körperwärme und Scheidenflüssigkeit das Zäpfchen schmelzen und sich auflösen kann: erst danach wird der samenabtötende Stoff frei und in der Scheide und vor dem Gebärmuttereingang verteilt. Dies gilt auch für Schaumovula, die beim Auflösen einen feinen und dichten Schaumfilm bilden. Durch die Vielzahl der mikroskopisch kleinen Schaumbläschen wird die Wirksamkeit des Spermizids in der Scheide zusätzlich vergrößert. Während dieser »Wartezeit« ist vielleicht auch noch einmal ein günstiger Zeitpunkt, um den Partner an seinen »Verhütungsbeitrag« (Kondom!) zu erinnern.
5. Führen Sie das Zäpfchen richtig ein: Reißen Sie die Verpackungsfolie an der markierten Stelle ein, entnehmen Sie das Zäpfchen und führen Sie es mit dem Zeigefinger tief in die Scheide ein (ähnlich wie beim Tampon). Das Einführen des Zäpfchens ist möglich
   - im Stehen (indem Sie ein Bein etwas hochstellen)
   - im Hocken mit leicht gespreizten Beinen
   - im Liegen mit angezogenen und leicht gespreizten Beinen.
6. Bei nochmaligem Verkehr rechtzeitig ein weiteres Zäpfchen einführen: die Menge des spermiziden Wirkstoffs eines Zäpfchens ist jeweils nur für einen Samenerguß ausreichend.

Kombinationsmöglichkeiten mit anderen Verhütungsmethoden

Kondom:

Das Latexmaterial des Kondoms wird weder durch die wachs-, creme- oder gelartige Trägermasse, noch durch den spermiziden Wirkstoff angegriffen oder durchlässig gemacht. Mit dieser Kombination läßt sich eine Sicherheit erreichen, die der von Spirale und Pille sehr nahe kommt. Dies gilt besonders, wenn Sie noch über die »Notfall-Methode« mit der »Pille danach« Bescheid wissen *(vgl. Kapitel 3).*

Diaphragma:
Das Diaphragma muß immer mit Creme oder Gel kombiniert werden. Wenn ausnahmsweise nur Scheidenzäpfchen zur Verfügung stehen, darf natürlich die Zehn-Minuten-Wartezeit nicht vergessen werden.

Spirale:
Manche Ärzte empfehlen, in den ersten Monaten nach Einsetzen der Gebärmutterspirale zusätzlich noch ein Verhütungszäpfchen zu benutzen.

Pilleneinnahmefehler:
Bei Vergessen oder verspäteter Einnahme der Antibaby-Pille über die Zwölfstundengrenze hinaus, muß für die folgenden 14 Tage zusätzlich vor jedem Geschlechtsverkehr noch ein Verhütungszäpfchen benutzt werden.

Vor- und Nachteile der chemischen Spermienbarriere

Vorteile. Alle chemischen Verhütungsmittel werden bei »Bedarf« benutzt, das heißt nur dann, wenn Sie auch miteinander schlafen wollen. Ihre Anwendung ist leicht zu erlernen. Sie sind schnell und problemlos erhältlich in Apotheken und Drogerien, rezeptfrei, ohne Arztbesuch und Krankenschein. Auch chemische Verhütungsmittel sind beim Bundesgesundheitsamt gemeldet.

Gesundheitlich sind sie unbedenklich und unschädlich: dies gilt auch für die Möglichkeit, wenn bei Benutzung von Spermiziden eine Schwangerschaft eintritt; bisher sind keine Schädigungen oder Mißbildungen aufgetreten.

Zusatzeffekt. Bedeutung und Interesse gewinnt die eigentlich schon lange bekannte keimabtötende Eigenschaft der relativ sauren Spermizide (Säurewerte zwischen pH- 2,5 und 5), da sie auch einen gewissen Schutz gegen Scheidenentzündungen und sexuell übertragbare Erkrankungen darstellen. Seit neuerer Zeit werden sogar gewisse virenabtötende Eigenschaften diskutiert (z.B. Herpes, AIDS).

Nachteile. Die chemischen Verhütungsmittel können bei individueller Empfindlichkeit ein unangenehmes Wärmegefühl oder Reizerscheinungen an der Scheidenhaut oder am Penis bewirken.
Ursache: Der oberflächenwirksame Charakter der Spermizide wirkt dabei auch auf die Oberfläche der Scheidenhautzellen, was gelegentlich diese unangenehmen Erscheinungen verursachen kann. Dies geht aber meist sehr schnell vorüber und ist keinesfalls als Scheidenentzündung anzusehen.

Leider haben die meisten Verhütungscremes oder -zäpfchen einen mehr oder weniger starken medizinischen/chemischen Geruch oder Geschmack. Oft wird auch das Auslaufen von Gel oder Schaum aus der Scheide kritisiert.

Hinweis: Beim Auftreten von unangenehmen Reizerscheinungen brauchen Sie die Methode nicht sofort gänzlich aufzugeben; Sie sollten zunächst das Präparat eines anderen Herstellers ausprobieren. Nicht selten verschwinden diese Begleiterscheinungen bei anderer Creme oder Zäpfchenzusammensetzung. In Zweifelsfragen sollten Sie sich an Ihren Arzt wenden.

Sicherheit der chemischen Methoden

Werden Scheidentabletten, Cremes oder Gels allein angewendet, so ist nur eine geringe Zuverlässigkeit zu erwarten: die Versagerquote liegt bei etwa 25 Schwangerschaften, bezogen auf 100 Frauen, die ein Jahr lang diese Methode verwenden (*Pearl*-Index). Die neueren Zäpfchenpräparate sowie Schaumovula haben wohl eine relativ gute bis mittlere Zuverlässigkeit (*Pearl*-Index unter 5). Teilweise sind sehr geringe Versagerquoten publiziert worden; für manche Präparate fehlen allerdings jegliche verwertbaren Untersuchungen. Insgesamt sind diese Verhütungsmittel nur in Kombination mit anderen Methoden sinnvoll anwendbar, wenn es um eine akzeptable sichere Empfängnisverhütung geht. (Weiteres *vgl. Kapitel 6*). Um eine möglichst gute Verhütungssicherheit zu erreichen, ist bei der Bevorzugung des Diaphragmas auch das spermizidwirksame Mittel erforderlich, wie bereits oben erläutert wurde.

Die Benutzung von Scheidenzäpfchen oder Schaumovula durch die Frau sollte möglichst kombiniert werden mit der gleichzeitigen Verwendung des Kondoms durch den Partner: die Zäpfchenmethode erfordert geradezu eine gemeinsame und partnerschaftliche Art der Familienplanung und Empfängnisregelung.

Kondome

Geschichte

In den letzten Jahren ist eine deutlich zu beobachtende Rück- und Neubesinnung auf die Möglichkeiten der Empfängnisregelung mit Hilfe der Barrieremethoden eingetreten. Sie waren bereits vor der sprunghaften Verbreitung der »Pille« und der Gebärmutterspirale in weiten Teilen der Bevölkerung hinreichend bekannt. Dies hat erfreulicherweise dazu geführt, daß sich auch Männer vermehrt für die Familienplanung verantwortlich fühlen, sich gemeinsam mit der Partnerin beraten lassen und selbst stärker die »verhütende Initiative« ergreifen. Dazu steht nach wie vor nur die Anwendung eines Kondoms zur Verfügung.

Weltweit schätzt man etwa 40 Millionen Kondombenutzer; in Deutschland benutzen etwa 1,5 Millionen Paare das Kondom, was annähernd einer 12%igen Verbreitung entspricht. Damit zählt das Kondom nach der Pille (30%) zum häufigst verwandten Verhütungsmittel.

Um die Wirkung der zur Verhinderung des Eisprungs benutzten Hormone verstehen zu können, ist eine gewisse Portion Grundwissen über die Biologie des weiblichen Zyklus erforderlich. Dagegen ist die Funktion und die Logik des Kondoms für jedermann durchaus verständlich und erkennbar: es dient doch eigentlich nur dazu, die männlichen Samenzellen am Eindringen in die inneren Geschlechtsorgane der Frau zu hindern, wodurch es nicht zur Befruchtung der Eizelle kommen kann.

Dieses einfache Prinzip ist bereits seit vielen Jahrhunderten bekannt. Allerdings stand in der Vergangenheit weniger die Empfängnisverhütung im Vordergrund, sondern es ging vielmehr darum, die Übertragung ansteckender Krankheiten durch Geschlechtsverkehr zu verhindern.

So findet man in den Aufzeichnungen des römischen Schriftstellers *Antonius Liberalis* Hinweise, daß der legendäre König *Minos* in Knossos auf Kreta schon 1200 v.Chr. Fischblasen benutzt hat. Der italienische Arzt und Anatom *Gabriele Fallopio* verwendete vor über 400 Jahren mit Medikamenten getränkte Leinensäckchen gegen die Verbreitung von Geschlechtskrankheiten. Als »Erfinder« des Kondoms gilt jedoch der Arzt Dr. *Contom* am Hofe *Charles II. von England* (1660–1685), der die Benutzung von Hammeldärmen als »Präservativ« zur Verhütung empfahl. Für seine Verdienste um die königliche Familie (und auch Familienplanung?) wurde er sogar zum Ritter geschlagen. Die Franzosen bezeichnen das Kondom wohl deswegen auch noch heute als »Capote anglaise« (englische Kapuze). Auch *Casanova* (1725–1798) kannte und benutzte das Kondom, wie wir aus seinen Tagebüchern wissen. In einem berühmten Brief schrieb Madame *de Sévigné* im Jahre 1671 an ihre Tochter, die Comtesse *de Grignan,* über das Kondom: »Es ist ein Panzer gegen das Vergnügen, aber ein Spinnweb' gegen die Gefahr«. Noch heute umschreibt man in England dieses Verhütungsmittel mit »French Letter« (Franzosenbrief), während sich bei uns der Begriff »Pariser« verbreitet hat.

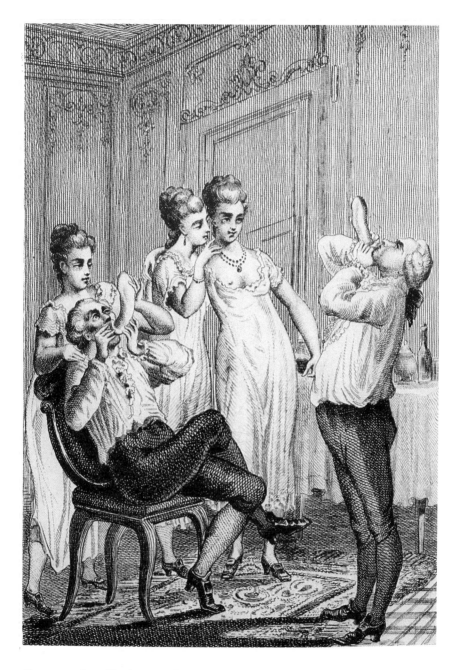

Casanova nützte Kondome zur Kontrazeption und zur Unterhaltung.

Beschreibung

Die heutigen Kondome aus hauchdünnem Latex gibt es in einer Vielzahl unterschiedlicher Sorten. Am häufigsten benutzt werden durchsichtige Kondome mit glatter Oberfläche und zylindrischer Form. Das geschlossene Ende ist als zipfeliges, dehnbares Reservoir gestaltet, in der die Samenflüssigkeit beim Erguß aufgefangen wird. Jedes einzelne Präservativ ist mit einer Feuchtbeschichtung versehen und in zusammengerollter Form in einer Folie eingesiegelt. Trockene und leicht gepuderte Sorten ohne Reservoir finden sich heute nur noch selten.

Viel häufiger dagegen werden von den Herstellern verschiedenartige Beschichtungen angeboten, die entweder spermizide (samenabtötende) Stoffe, Gleitcreme mit oder ohne Geruch oder auch angeblich erregungsstimulierende oder verzögernde Substanzen enthalten. Von praktischer Bedeutung ist es, daß inzwischen auch von deutschen Herstellern besonders eng anliegende Kondome hergestellt werden, die von der bisherigen Normgröße abweichen (»hautnah«).

Mit farbigen und gemusterten Kondomen ergibt sich schließlich eine reichhaltige Palette, aus der jeder für sich herausfinden kann, was ihm oder auch ihr gefällt und angenehm ist *(Abb. 16)*.

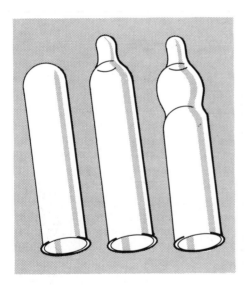

Abb. 16: Verschiedene Formen von Kondomen: Klassisch, mit Reservoir oder tailliert.

Kondome können Sie in Apotheken, Drogerien, Supermärkten, Kaufhäusern und in Sexshops kaufen, über den Versandhandel bestellen oder aus Verkaufsautomaten in Herrentoiletten von Gaststätten oder von öffentlichen WC-Anlagen ziehen.

Hinweis: Im Automatenangebot finden sich nicht immer die speziell-elektronisch geprüften Markenkondome der *DLF,* besorgen Sie sich möglichst nur solche Kondome. Achten Sie auf das Haltbarkeitsdatum, das sich auf der Packung befindet. Im allgemeinen besteht eine vier- bis fünfjährige Verwendungsfähigkeit. Bei Automatenware sollten Sie auch auf Schäden an der Verpackung achten, weil dann auch leicht der Inhalt, also das Kondom, beschädigt sein kann. Im Gegensatz zur weitverbreiteten Meinung sind heutige Markenkondome aus Automaten so gut wie nie überaltert, da sich mehr als 50% des Verkaufs hierüber abwickelt, so daß ständig frische Ware nachgefüllt wird.

Herstellung moderner Kondome

Erst die Erfindung der Gummi-Vulkanisierung durch den Amerikaner *Goodyear* in der Mitte des vorigen Jahrhunderts machte die serienmäßige Herstellung von Gummikondomen möglich. In Deutschland begann *Julius Fromm* aus Leipzig im Jahre 1920 mit der Herstellung von Markenpräservativen, deren Bekanntheitsgrad als Verhütungsmittel sich rasch ausbreitete. Damals wurden bereits täglich mehr als 150000 »Gummis« hergestellt. Die ungenügende Elastizität, die Dicke des Kondoms und die schlechte Haltbarkeit führten jedoch extrem häufig zu Materialdefekten und Einrissen, was sich in den zahlreichen Witzen über das »Verhüterli« widerspiegelt.

Eine entscheidende technische Verbesserung war die Entwicklung des sogenannten »Latex-Prozesses« zu Beginn der dreißiger Jahre: Durch die direkte Verarbeitung des milchartigen Gummibaum-Saftes (Latex) wurde es erst möglich, sehr dünne und membranartige Kondome zu fertigen, die sowohl eine gute Dehnfähigkeit als auch Reißfestigkeit aufweisen.

Heute erfolgt die Herstellung von Kondomen mittels elektronisch gesteuerter Produktionsanlagen. Endlosketten von Glaszylindern werden mehrmals in die flüssige Latexmischung eingetaucht, bis schließlich ein elastischer Latexfilm von etwa 5/100 mm Dicke entsteht, der anschließend getrocknet und in heißen Luftkammern vulkanisiert wird. Nach dem automatischen Abstreifen von der Glasform gelangen alle so gefertigten Kondome zu speziellen Qualitätskontrollen *(Abb. 17).*

Das in früheren Jahrzehnten gebräuchliche Verfahren zur Prüfung der Dichtheit durch Auffüllen des Kondoms mit Wasser oder mit Luft ist inzwischen durch weit empfindlichere Methoden ersetzt worden.

Mit Hilfe eines elektronischen Prüfverfahrens *(Abb. 17)* wird die Oberfläche jedes einzelnen Kondoms lückenlos abgetastet. Dabei lassen sich

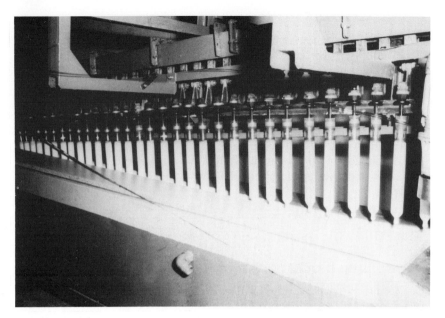

Abb. 17a: Produktion und Qualitätsprüfung der dlf-Kondome. Vom Endlosband tauchen die Glaszylinder in Latexmilch.

Materialfehler (dünne Stellen, Löcher, Fremdkörpereinschlüsse) aufspüren und kenntlich machen. Die entsprechenden Kondome werden automatisch ausgesondert.

Im Gegensatz zu vielen anderen Ländern gibt es in der Bundesrepublik Deutschland keine staatlichen oder offiziellen Richtlinien für diese Qualitätskontrollen. Das Bundesgesundheitsamt wacht über die Benutzung gesundheitlich unbedenklicher Stoffe wie Naturkautschuk, über Beschichtung, Farben und Verpackungsfolien. Auch die Dichtigkeit von Kondomen gegenüber krankheitsauslösenden Bakterien ist durch das Bundesseuchengesetz festgelegt.

Seit 1980 bestehen ausgedehnte Richtlinien über Qualitätsstandards und Testmethoden, die in Zusammenarbeit von Verbraucherorganisationen, Familienplanungsgesellschaften wie *Pro Familia,* dem Ausschuß für Lieferbedingungen und Gütesicherung (RAL) und Herstellerfirmen entwickelt wurden. Die Mehrzahl der deutschen Hersteller, die sich in der *DLF (Deutsche Latexforschungs- und Entwicklungsgesellschaft e.V.)* zusammengeschlossen haben, haben sich verpflichtet, die geforderten Gütekriterien und Prüfmethoden durchzuführen. Unabhängig davon werden sie noch zusätzlich durch eine staatliche wissenschaftliche Behörde (Materialprüfungsamt) überwacht. Insgesamt durchlaufen alle Kondome 24 Tests, und jede Packung

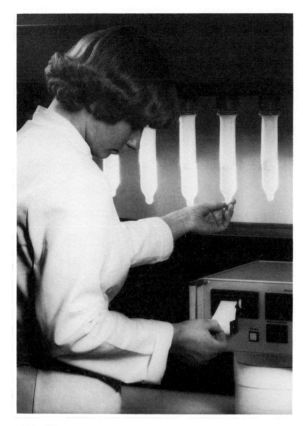

Abb. 17b/c: Kondome werden von Hand geprüft und elektronischen Dichtigkeitsmessungen unterzogen, auch ein Aufblastest wird durchgeführt. Als Gütesiegel gilt das Zeichen der Deutschen Latex-Forschungs- und Entwicklungs-Gemeinschaft e.V. (dlf)

Abb. 17b

erhält das entsprechende Gütesiegel, auf das der Benutzer beim Einkauf auch achten sollte.

Die Entwicklung von Qualitätsnormen dauerte in Deutschland fast ein halbes Jahrhundert. Damit hat sich das Kondom einen respektablen Platz in der Palette der Familienplanungsmethoden erworben, aus dem »Verhüterli« ist ein brauchbares und recht sicheres Verhütungsmittel geworden. Zur Güte des Mittels sollte nun auch die engagierte und gekonnte Benutzung hinzukommen, damit sich die Partnerin nach all ihren Bemühungen auch mal auf »ihn« verlassen kann. Es gibt auch keinen Grund mehr, vorher den »Aufblastest« selbst durchzuführen, wie dies *Casanova* noch vor 200 Jahren zu tun pflegte!

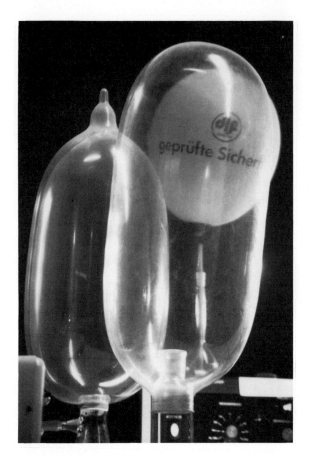

Anwendung

Aus der kurzen Darstellung der fast 3000 Jahre alten Geschichte des Kondoms ist zu erkennen, daß die Verwendung und Verbreitung dieser Methode überwiegend zum Schutz vor ansteckenden Krankheiten propagiert wurde. Die doppeldeutige Bezeichnung »Männerschutz« auf den Verkaufsautomaten im Vorraum von Toiletten zeigt dies auch heute noch allzu deutlich.

Leider hat sich auch dieses »Image« bei nicht wenigen Männern und Frauen eingeprägt. Daher wird das Kondom von vielen in Verbindung mit den unterschiedlichsten Vorurteilen (». . . reißen dauernd – nicht sicher – eklig – kein Gefühl . . .«) als Methode einer echten partnerschaftlichen Familienplanung allzuwenig beachtet.

Es ist auch recht ungewohnt und vielleicht auch ein wenig peinlich, sich über Kondome zu unterhalten. Über Verhütungspille, Spirale, das Scheidenzäpfchen und auch sogar über das Diaphragma läßt sich viel ungezwungener

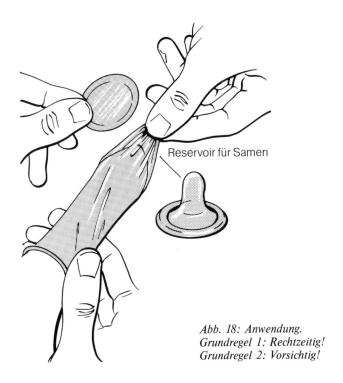

Reservoir für Samen

Abb. 18: Anwendung.
Grundregel 1: Rechtzeitig!
Grundregel 2: Vorsichtig!

und »neutraler« sprechen. Sie ähneln eher einer medizinischen Behandlung. Schließlich haben diese Mittel auch nicht so offensichtliche Beziehung zum sexuellen Erleben und Handeln. Da sie sich im Körper der Frau befinden, brauchen diese Verhütungsmethoden bei dem Partner überhaupt nicht sichtbar werden.

Ganz anders ist das beim Abrollen des Kondoms über das erregte und versteifte Glied des Mannes; das ist sichtbar für beide und zumindest auch spürbar für ihn. Darüber sollten die Partner ruhig mal miteinander sprechen und sich über ihre Gefühle dabei klar werden. Dann ist Verhütung nicht nur Last, sondern mit Gefühl und Lust verquickt und vielleicht auch ein wenig lustig *(Abb. 19).*

Die Wirkungsweise des Kondoms zum Auffangen von Samenzellen und Samenflüssigkeit (Sperma) ist leicht verständlich. Auch die Anwendung kann sehr einfach sein, wenn Sie die *nachfolgenden Tips dabei beachten.*

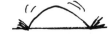

Tips zur Anwendung des Kondoms

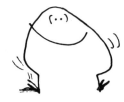

1. Die Packungsfolie an der markierten Stelle (meist findet sich seitlich eine kleine Kerbe) einreißen, das Kondom vorsichtig entnehmen und dabei aufpassen, daß der dünne Gummifilm nicht mit einem scharfkantigen Ring bzw. rissigen oder spitzen Fingernägeln beschädigt wird.

2. Das Kondom muß rechtzeitig übergestreift werden: bevor es zum Samenaustritt kommt. Das heißt auch: vor Berührung des erregten Gliedes mit dem Scheideneingang, da auch vor dem eigentlichen Erguß Samenzellen herauskommen können (der »Sehnsuchtstropfen«).

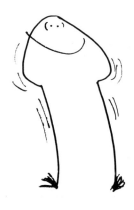

3. Das noch zusammengerollte Kondom wird mit Zeigefinger und Daumen der einen Hand am Reservoir festgehalten und so auf die Eichel aufgesetzt, daß sich die Rolle außen befindet und sich mit der anderen Hand leicht über das steife Glied ganz abrollen läßt *(Abb. 18)*.
Zuvor sollte die Vorhaut ganz zurückgezogen sein, damit sie nicht in ihrer Beweglichkeit eingeengt wird. Außerdem gerät das Reservoir nicht unter größere Spannung und die Empfindlichkeit des Gliedes wird nicht gestört. Das Reservoir sollte nicht zu straff sitzen, damit es ausreichend Platz für die Samenflüssigkeit hat. (Bei den heute selten benutzten Kondomen ohne Auffangreservoir vorne etwas Platz lassen).

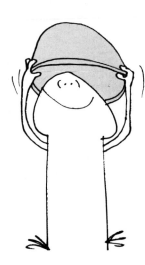

4. Wenn das Kondom versehentlich falsch herum aufgesetzt wurde (die Rolle befindet sich innen, ein Abrollen ist nicht möglich), nicht einfach herumdrehen, sondern ein neues Kondom benutzen: es könnten schon Samenzellen daran sein.

5. Das hört sich alles recht kompliziert an. Es wird aber wirklich leicht verständlich, wenn Sie das Aufsetzen und Abrollen des Kondoms einmal in aller Ruhe üben. (Vielleicht probie-

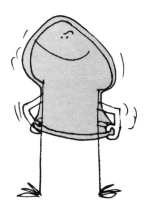

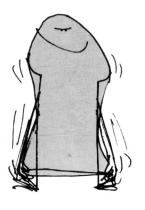

Abb. 19: Black Jack aus Schweden

ren Sie auch mal im Dunkeln das Aufreißen der Packungsfolie).

6. Nach dem Samenerguß das Glied mit dem Kondom zusammen aus der Scheide ziehen. Warten Sie nicht, bis das Glied schlaff wird. Halten Sie dabei das Kondom mit dem Gummiring am Gliedansatz fest, damit es nicht abrutscht. Das Kondom könnte sonst in der Scheide bleiben, und somit könnten Samenzellen zur Gebärmutter gelangen.

7. Nach dem Abstreifen des Kondoms kann Samenflüssigkeit auch an den Fingern sein. Es ist daher empfehlenswert, sich kurz die Hände und das Glied zu waschen, damit beim »Schmusen danach« keine Samenzellen in die Scheide kommen.

8. Die heutigen Kondome werden immer nur einmal benutzt. Nicht einfach ins WC werfen (sie bleiben möglicherweise in der Kanalisation hängen), sondern in die Mülltonne. Auch draußen nicht einfach herumliegen lassen, sondern sicher beseitigen. Schließlich sollen sich andere Mitbürger nicht über Ihre Verhütungsmethode ärgern müssen.

Nur ganz selten übrigens führt die Beschichtung des Gummis zu Reizungen an der Eichel oder in der Scheide. Dabei sind echte Latex-Allergien noch seltener. Sie sollten dann erst einmal eine andere Sorte ausprobieren.

Wie alle Barriere-Methoden hat auch das Kondom eine ganz dichte Verbindung zum Geschlechtsverkehr. Ob das »Gefummel« mit der rosafarbenen Latexhaut nun als Vorteil anzusehen ist (die Frau braucht keinen Dauerschutz wie Pille oder Spirale zu nehmen) oder als Nachteil (»störend – Trennwand – eingezwängt – "abtörnend" für sie oder/und ihn«), darüber gibt es sicher vielerlei Ansichten.

Hinweis: Wichtig ist, daß Sie selbst mit ihrer Partnerin darüber sprechen, Kondome auch mal ausprobieren und dann selbst herausfinden, ob Sie sich mit dem »Verhüterli aus Naturkautschuk« anfreunden können. Schreiben Sie doch ganz einfach Ihre Erfahrungen, damit Ihre Anregungen die nächste Auflage des Buches bereichern können!

Vor- und Nachteile des Kondoms

Vorteile. Die Benutzung des Kondoms ist die einzige Möglichkeit des Mannes, sich bei der Verhütung aktiv zu beteiligen. Das ist auch die beste Chance, die »Last der Verhütung« einmal partnerschaftlich zu verteilen. Vielleicht wird damit auch manche Lustlosigkeit beseitigt.

Das Kondom ist leicht mit anderen Verhütungsmethoden abzuwechseln bzw. zu kombinieren (z.B. Diaphragma, Natürliche Methoden NFP). Es ist völlig unschädlich, so daß es praktisch keine Nebenwirkungen gibt. Dies kann beide Partner sehr beruhigen.

Kondome sind leicht erhältlich. Größere Packungen in Apotheke oder Kaufhaus sind erheblich billiger als der »Automaten-Dreier«.

Ihre Handhabung ist denkbar einfach. Durch Übung und Erfahrung geht es noch lockerer, vor allem, wenn Sie sich beide richtig mögen und sich nicht durchs Abrollen des »Präsers« beim Schmusen stören lassen. Vielleicht kann die Partnerin auch mal das Hütchen-Reservoir festhalten.

Zusatzeffekt. Daß das Präservativ weitgehend vor Übertragung von Entzündungen schützt, ist lange bekannt. Dies gilt natürlich auch heute bei den »modernen« Ansteckungen:
● Herpes-Viren, HTLV-III (Erreger von AIDS) und Chlamydien.

Wesentlich unbekannter aber ist, daß nicht selten bei hartnäckigem Ausfluß aus der Scheide allein schon die Kondombenutzung ausreicht, um das normale, leicht säuerliche Scheidenmilieu wieder herzustellen. So können Sie Ihre Partnerin durch die Verwendung des Kondoms nicht nur bei der Verhütung unterstützen, sondern ihr auch bei der Ausheilung einer einfachen Scheidenentzündung helfen.

Ein ganz anderer sinnvoller Nebeneffekt kann eintreten, wenn das Kondom einen zu frühzeitigen Samenerguß verhütet.

Nachteile. Die Benutzung des Kondoms, z.B. das »Rausziehen danach«, wird oft als »Unterbrechung des Liebesspiels« kritisiert.

Sicherheit und Fehlerquellen

Schließlich gibt es noch einen Vorteil des Kondoms, den kein Verhütungsmittel aufweisen kann: Die Wirkungsweise ist für Sie so einleuchtend, daß sie auch leicht und sofort ein Mißgeschick bemerken können. Wenn Sie nach dem Abstreifen des Kondoms kurz einen Blick draufwerfen, werden Sie leicht erkennen, ob die Samenflüssigkeit im Reservoir wirklich aufgefangen wurde.

Unsichtbare »Löcher« gibt es nicht; ein Einriß ist nicht zu übersehen, und auch ein abgerutschtes Kondom ist immer zu bemerken.

Sollte so etwas einmal passieren:
Hier kann jetzt die »Pille danach« helfen, eine ungewünschte Schwangerschaft zu verhüten.

Was ist zu tun?

Ihre Partnerin sollte möglichst bald (innerhalb von 48 Stunden) nach diesem Malheur vier Hormontabletten einnehmen, die ein Arzt verschreiben muß. Damit wird mit hoher Sicherheit (99%) die Einnistung einer Eizelle in der Schleimhaut der Gebärmutter verhindert.

Weitere Informationen bekommen Sie über niedergelassene Ärzte, besonders Frauenärzte, Klinikambulanzen und bei den Beratungsstellen der *Pro Familia*.

Mit der zusätzlichen »Rucksack-Sicherheit« durch die »Pille danach« beim Malheur wird das Kondom zum sichersten Verhütungsmittel nach der regulären Pillen-Methode.

Methoden von heute
geben dem Kondom von gestern
noch eine Chance am nächsten Morgen.

Das Diaphragma

Geschichte

Das Diaphragma, auch Scheidenpessar genannt, wurde im Jahre 1882 von dem deutschen Arzt Dr. *C. Hasse* aus Flensburg entwickelt und von ihm unter seinem Pseudonym *Wilhelm P.J. Mensinga* eingeführt. Etwa gleichzeitig trat die holländische Ärztin *Aletta Jacobs* mit einer Studie über ein Vaginal-Diaphragma an die Öffentlichkeit. In England wurde das Diaphragma unter dem Namen »Dutch cap«, holländische Kappe, bekannt. *Margaret Sanger,* eine Pionierin auf dem Gebiet der Geburtenregelung, setzte sich mit Erfolg für die Verbreitung des Scheidenpessars in den Vereinigten Staaten von Amerika ein. Seit den zwanziger Jahren hat dort die Zahl der mit dem Diaphragma verhütenden Frauen ständig zugenommen.

Erhebungen in den fünfziger Jahren ergaben beispielsweise, daß ein Drittel aller amerikanischen Paare das Diaphragma benutzte. Als sich dann in den sechziger Jahren hormonale Ovulationshemmer (Pille) und Spirale als Methoden der Empfängnisverhütung weltweit durchsetzten, geriet das Diaphragma fast ganz in Vergessenheit.

Eine Tendenzwende der Entwicklung trat daraufhin in den siebziger Jahren ein. Unverträglichkeit gegenüber der Pille und Spirale, eine gewisse »Pillenmüdigkeit« sowie ein verändertes Körper- und Gesundheitsbewußtsein der Frauen gaben den Anstoß zur Suche nach anderen Verhütungsmethoden. So wurde das Diaphragma wiederentdeckt, und seitdem nimmt die Zahl der Frauen, die mit Diaphragma verhüten, ständig zu.

Als Vorläufer des Diaphragmas können Versuche von Frauen gewertet werden, die Blätter, Fruchtschoten, Schwämme und ähnliches in die Scheide einführten, um damit das Eindringen der Samenzellen zu verhindern.

In einem vor nahezu 4000 Jahren verfaßten ägyptischen Papyrus wird eine Art Scheidenpessar beschrieben, das aus Zupflinnen (Leinen) bestand und vor dem Einlegen in die Scheide mit zerstoßenen Blattspitzen von Akazien behandelt werden sollte. Aus heutiger Sicht war das eine wohldurchdachte Gebrauchsanweisung, denn Akazie enthält Gummi arabicum, das leicht sauer wirkt und somit Samenzellen abzutöten vermag. In China und Japan bedeckten Frauen den Muttermund mit geöltem Seidenpapier, um Verhütungswirkung zu erzielen. Aus anderen Ländern wird berichtet, daß zur Verhütung Scheiben aus Bienenwachs oder halbe ausgepreßte Zitronen verwendet wurden. Beide Verfahren dienten zur Bildung einer mechanischen Barriere, darüberhinaus entfaltete die Zitronensäure eine gewisse samenabtötende Wirkung.

Beschreibung

Das Diaphragma besteht aus einer weichen Gummimembran, die kuppelartig über einen elastischen Gummiring gespannt ist *(Abb. 20)*. Die Elastizität wird durch eine in den Gummiring eingelegte Metallfeder hervorgerufen.

Es gibt drei Arten von Diaphragmen:

1. Das Spiralfeder-Diaphragma enthält, wie der Name sagt, eine Spiralfeder im Gummiring, der sich weich anfühlt. Dieses Diaphragma eignet sich besonders für Frauen mit gut ausgebildeter Beckenbodenmuskulatur und einer deutlich ausgeprägten Schambeinnische.

2. Das Flachfeder-Diaphragma, auch *Mensinga*-Diaphragma genannt, besitzt ein flaches Metallfederband im Gummiring (Blattfeder). Das verschafft ihm einen dünnen, festen Rand. Es bewährt sich vor allem bei Frauen mit schwach ausgebildeter Schambeinnische.

3. Bei einem weiteren Diaphragma-Typ sind zwei Federn verschiedener Art in den Rand eingebettet. Beim Zusammendrücken des Randes faltet sich dieser in zwei Ebenen und nimmt dabei die Form eines Bogens an. Wegen des festen Randes eignet es sich vorzugsweise für Frauen mit schlaffer Beckenbodenmuskulatur. Außerdem läßt sich dieses Diaphragma bei Lageveränderungen der Gebärmutter leichter benutzen, insbesondere bei einer nicht zu ausgeprägten Verlagerung der Gebärmutter nach hinten.

Zur Zeit befinden sich allerdings nur die beiden erstgenannten Diaphragma-Typen in Deutschland im Handel.

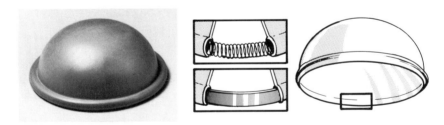

Abb. 20: Diaphragma oder Scheidenpessar. Die kuppelartige Gummimembran (Ø 70 mm) erhält ihre Elastizität durch die umlaufende Spiral- oder Flachfeder. Es wird gefaltet eingelegt und springt dann auf.

Scheidenpessare werden von den Herstellern in verschiedenen Größen angeboten, meist zwischen 50 und 110 mm Durchmesser. Die mittleren Größen finden vorwiegend bei Frauen Anwendung, die noch nicht geboren haben, während die oberen Größen für Frauen mit mehreren Geburten bestimmt sind.

77

Wirkungsweise

Das Diaphragma ist ein mechanisches Verhütungsmittel. Es wirkt als *Barriere,* die das Eindringen der Samenzellen in die Gebärmutter verhindert. Einmal in die Scheide eingelegt, reicht das Diaphragma vom hinteren Scheidengewölbe bis nach vorne in die Nische hinter dem Schambein und bedeckt dabei den Muttermund. Es wird von den Scheidenwänden gehalten und unterteilt die Scheide in zwei Bereiche: einen inneren für das in die Scheide hineinreichende Ende des Gebärmutterhalses und einen äußeren für das männliche Glied. Die Unterteilung ist nicht starr, vielmehr schmiegt sich das Diaphragma wegen des elastischen Randes und der weichen Gummikuppel eng der Scheide an, ohne jedoch einen völlig dichten Abschluß zu bilden. Wichtig ist, das Diaphragma hinreichend groß zu wählen, um einen guten Kontakt mit der Scheidenwand zu gewährleisten. Es ist nämlich auch zu berücksichtigen, daß sich die Scheide während der sexuellen Erregung in ihrer Form erweitert und verlängert.

Ein zu kleines Diaphragma kann vom Muttermund weggeschoben werden und führt unweigerlich zum Versagen der Methode. Andererseits wird ein zu großes Diaphragma unangenehm empfunden, weil es drückt.

Grundregel: Das größte Diaphragma, das die Frau nach dem Einsetzen nicht spürt, ist das richtige.

Neben seiner Funktion als Barriere dient das Diaphragma als *Träger einer samenabtötenden Substanz.* Ein spermizides Gel oder eine entsprechende Creme werden immer auf die dem Muttermund zugewandte Seitenfläche aufgetragen, so daß der Muttermund in das Spermizid eintaucht und damit gleichsam verschlossen wird. Außerdem sollte der Rand des Diaphragmas mit Creme oder Gel dünn bestrichen werden. Damit wird erreicht, daß Samenzellen beim Versuch, zwischen Diaphragma und Scheidenwand hindurchzuschlüpfen, schon am Rand auf samenabtötende Substanz treffen und an der Fortbewegung gehindert werden.

Anpassung des Diaphragmas

Vor der Anpassung des Diaphragmas ist eine Untersuchung notwendig, um einerseits mögliche abnorme Befunde zu erkennen und andererseits Lage und Größe des Gebärmutterhalses in der Scheide zu tasten. Zur Bestimmung der Größe des Diaphragmas wird der Arzt/die Ärztin, Zeige- und Mittelfinger bis ins hintere Scheidengewölbe einführen. Der Abstand zwischen der Fingerkuppe des Mittelfingers im hinteren Scheidengewölbe und dem Berührungspunkt des Zeigefingers mit dem Schambein gibt den Durchmesser des zu wählenden Diaphragmas an.

Anwendung

Zuerst lernt die Frau sich selbst zu untersuchen. Dies kann in Hockstellung, in Rückenlage mit angezogenen Beinen oder im Stehen mit einem hochgestellten Bein und leicht gebeugtem Becken geschehen. Nach und nach wird jede Frau die für sie angenehme Körperhaltung herausfinden.

Die Selbstuntersuchung erfolgt mit den Fingern, gewöhnlich mit dem Zeigefinger. Dabei ertastet die Frau die Tiefe der Nische hinter dem Schambein, in der später der vordere Rand des Diaphragmas liegen soll. Außerdem lernt sie Lage und Beschaffenheit des in die Scheide hineinreichenden Teils des Gebärmutterhalses (Portio) mit dem Muttermund erkennen. Er fühlt sich rund, glatt und fest an, wird bisweilen mit einer Kirsche ohne Stiel oder einer Nasenspitze verglichen und unterscheidet sich deutlich von der nachgebenden, oft faltig empfundenen Scheidenwand.

> **Grundregel:** Jede Diaphragma-Anwenderin muß die Portio sicher ertasten können.

Es ist die Voraussetzung für die Kontrolle des richtigen Sitzes des eingelegten Diaphragmas. Nur wenn die Frau, nachdem sie das Diaphragma eingeführt hat, beim Nachtasten zwischen ihren Fingern und der Portio die Gummimembran des Diaphragmas spürt, kann sie sicher sein, daß das Diaphragma an der richtigen Stelle liegt.

Selten tritt der Fall ein, daß sich das Diaphragma vor die Portio legt und diese wegschiebt. Dann allerdings bemerkt die Frau beim Nachtasten den freigelegten Muttermund und muß das Diaphragma in einem erneuten Versuch richtig einsetzen.

Die hohe Zuverlässigkeit bei der Anwendung des Diaphragmas ist bedingt durch die Kombination mit einer samenabtötenden Substanz. Dazu wird eine Creme oder ein Gel verwendet, wovon eine etwa walnußgroße Menge (gehäufter Teelöffel) auf die Seite des Diaphragmas aufgetragen wird, die nach dem Einsetzen dem Muttermund zugewandt ist. Für die Wirksamkeit ist es nebensächlich, welche Seite des Diaphragmas das nun ist. Das Diaphragma läßt sich jedoch leichter wieder aus der Scheide entfernen, wenn die gewölbte Seite dem Muttermund zugewandt ist. Eine geringe Menge der Substanz wird auf den Rand des Diaphragmas gestrichen. Wenn die Frau das Diaphragma beim Einlegen dreht oder sich nicht ganz sicher ist, sollte sie beide Seiten mit der samenabtötenden Substanz versehen. Damit sind die Vorbereitungen für das Einlegen des Diaphragmas in die Scheide abgeschlossen.

Zum Einsetzen nimmt die Frau den Diaphragmarand zwischen Daumen, Zeige- und Mittelfinger und drückt ihn zusammen, um so das Diaphragma fest in den Griff zu bekommen. In der Körperhaltung, die sich schon beim Tasten des Muttermundes als bequem erwiesen hat, öffnet die Frau mit den Fingern einer Hand die Schamlippen und führt mit der anderen Hand das schmalgedrückte Diaphragma entlang der hinteren Scheidenwand so tief in die Scheide ein, bis kein Teil mehr herausragt. Beim Loslassen des Diaphragmas entfaltet es sich so, daß die Gummimembran den Muttermund bedeckt. Der vordere Rand des Diaphragmas wird schließlich noch mit den Fingern in die Schambeinnische geschoben. Als weiterer Schritt folgt das Nachtasten, wobei sich die Frau vergewissert, ob auch tatsächlich der in die Scheide hineinreichende Teil des Gebärmutterhalses vom Diaphragma bedeckt ist und ob der vordere Diaphragmarand in der Schambeinnische liegt. Der hintere Rand des Diaphragmas, der im hinteren Scheidengewölbe liegen muß, kann dagegen bei richtigem Sitz von der Frau nicht getastet werden.

Manche Frauen haben Schwierigkeiten, das Diaphragma richtig mit der Hand einzulegen. Dafür bieten die Diaphragma-Hersteller einen speziell entwickelten Einführstab an. Zum Gebrauch spannt die Frau das Diaphragma auf den Einführstab und führt diesen mit dem Diaphragma entlang der hinteren Scheidenwand ein. Sobald sich das Diaphragma ganz in der Scheide befindet, wird der Einführstab durch eine Vierteldrehung gelöst und kann daraufhin leicht herausgezogen werden.

Das Herausziehen des Diaphragmas ist einfach: Die Frau greift mit dem gekrümmten Finger unter den vorderen Rand des Diaphragmas und zieht es behutsam heraus, damit Beschädigungen durch einen Fingernagel vermieden werden.

Tips für die Verhütung mit dem Diaphragma

Nachstehende Tips sind bei der Anwendung des Diaphragmas zu beachten:

1. Das Diaphragma muß immer mit einer samenabtötenden Substanz benutzt werden, die auf der dem Muttermund zugewandten Seite aufgetragen wird.
2. Das Diaphragma kann kurz vor dem Verkehr eingelegt werden. Auch wenn es bis zu *zwei Stunden vorher* eingesetzt wird, ist eine zuverlässige Verhütung gewährleistet. Da sich allerdings die samenabtötende Substanz (Creme oder Gel) durch Absonderungen in der Scheide allmählich verdünnt, kann die Wirksamkeit der Creme abnehmen und damit auch die Sicherheit.
   Keinesfalls sollte das Diaphragma mehr als sechs Stunden vor dem Geschlechtsverkehr eingelegt werden.

3. Das Diaphragma *muß mindestens sechs Stunden nach dem Geschlechtsverkehr in der Scheide verbleiben,* ehe es entfernt werden kann. Falls innerhalb dieser Frist erneut ein Verkehr stattfindet, muß zuvor mit dem Applikator Creme oder Gel in die Scheide eingeführt werden, ohne die Lage des Diaphragmas zu verändern. Bei sich wiederholendem Geschlechtsverkehr darf das Diaphragma frühestens sechs Stunden nach dem letzten Geschlechtsverkehr entnommen werden.
4. Das Diaphragma soll niemals länger als 24 Stunden in der Scheide bleiben. Bei längerer Liegedauer bildet nämlich der durch das Diaphragma abgeschlossene Scheidenteil einen nahrhaften Boden für das Gedeihen von Keimen. Falls krankheitserregende Keime vorhanden sind und diese sich unter den veränderten Bedingungen in der Scheide vermehren, kann ein schweres Krankheitsbild ausgelöst werden, das als »toxic shock syndrome« beschrieben wurde.
5. Nach dem Einsetzen des Diaphragmas darf die Tastkontrolle des mit der Gummimembran bedeckten Muttermundes nicht vergessen werden.

Welche Frauen sollten kein Diaphragma benutzen?

Unter folgenden Bedingungen ist es nicht möglich, ein Diaphragma anzupassen:
1. bei ausgeprägter Lageveränderung der Gebärmutter
2. bei starker Gebärmuttersenkung als Folge einer schwachen Beckenbodenmuskulatur
3. nach Scheiden- und Darmoperationen
4. bei nicht ausgeprägter Schambeinnische
5. bei Allergien gegen Gummiprodukte

In manchen Situationen ist eine kurzfristige Unterbrechung der Diaphragmabenutzung angezeigt. Dies gilt vor allem bei Blasen- und Harnröhrenentzündungen. Die damit verbundenen Beschwerden können durch den Druck des Diaphragmas auf die Harnröhre verstärkt werden. Die Krankheit sollte ausgeheilt sein, bevor mit dem Diaphragma verhütet wird. Empfohlen wird auch, Pilzinfektionen in der Scheide vor der Anwendung des Diaphragmas zu behandeln.

Ein bestimmter Kreis von Frauen schließt sich von der Diaphragmaanwendung aus. Dazu gehören Frauen mit einer unüberwindlichen Abneigung, sich selbst zu untersuchen. Wer nicht bereit ist, das Diaphragma sorgfältig und regelmäßig anzuwenden, sollte diese Verhütungsmethode nicht benutzen.

Vor- und Nachteile

Vorteile. Das Diaphragma wird nur dann benutzt, wenn es tatsächlich gebraucht wird. Es ist sofort wirksam, einfach im Gebrauch und gut verträglich. Mit seiner Verwendung sind keine gesundheitlichen Risiken verbunden.

Zwar gelangen die in Verbindung mit dem Diaphragma benutzten samenab-tötenden Stoffe (Spermizide) in geringer Menge durch die Scheidenwand in den Körper, werden aber schnell wieder ausgeschieden, ohne eine schädigende Wirkung auf den Organismus auszuüben.

Dem Diaphragma kommt eine Schutzfunktion gegen die Übertragung von Krankheiten zu. Auch tritt weniger häufig Gebärmutterhalskrebs bei Diaphragmabenutzerinnen auf.

Zahlreiche Frauen sehen einen Vorteil darin, daß sie durch die Benutzung des Diaphragmas mit dem Körper besser vertraut werden und dadurch Sexualität anders erleben. Die Verständigung der beiden Partner über die jeweiligen sexuellen Wünsche wird sich vertiefen. Sie werden beide eher bereit sein, Verantwortung für die Art der Verhütung zu übernehmen.

Nachteile. Selten kommt es vor, daß durch die Creme örtliche Reizerscheinungen verursacht werden, wie Brennen oder Juckreiz. Dies kann durch die Verwendung eines anderen Präparates behoben werden.

Sicherheit und Fehlerquellen

Die Verwendung eines Diaphragmas in passender Größe stellt in Verbindung mit einer samenabtötenden Substanz (Gel oder Creme) eine überaus zuverlässige Verhütungsmethode dar. Gemessen am *Pearl*-Index (*vgl. Seite 94*), der etwa 2 beträgt, gehören Diaphragma, Kondom und Spirale in die gleiche Verhütungsmittelgruppe. Die hohe Sicherheitsquote wird durch eingehende Unterweisung in den Gebrauch des Diaphragmas erreicht. Außerdem sollte vor der eigentlichen Benutzung als Verhütungsmittel eine Einübungsphase berücksichtigt werden, während der sich die Frau mit dem Diaphragma vertraut machen kann. Wie lange das Einlegen geübt werden muß, ehe die Frau das Diaphragma als Verhütungsmittel benutzt, bestimmt sie selbst. Gewöhnlich beherrscht sie nach ein bis zwei Wochen das Einführen des Diaphragmas und hat feststellen können, ob sie damit zurecht kommt.

Die große Sicherheit ist nur gegeben, wenn das Diaphragma bei jedem Geschlechtsverkehr verwendet wird. Allerdings ist es auch möglich, ohne Minderung der Sicherheit, das Diaphragma mit anderen Verhütungsmethoden zu kombinieren oder mit ihnen abzuwechseln. So kann ein Paar je nach Situation entscheiden, ob es ein Diaphragma oder ein Kondom benutzen will. Zur Kombination eignet sich beispielsweise auch die Basaltemperaturmethode. Dabei kann die Frau so lange das Diaphragma verwenden, bis sie durch den Temperaturanstieg feststellt, daß die sicher unfruchtbaren Tage angefangen haben.

Keinesfalls ist die Kombination mit Kalendermethoden anzuwenden, da dies mit großer Unsicherheit behaftet ist.

Pannen können auftreten, wenn die Anwendung des Diaphragmas unzulänglich erklärt und gezeigt wurde oder die Frau das Einführen des Diaphragmas in die Scheide und die Kontrolle des richtigen Sitzes wenig geübt hat.

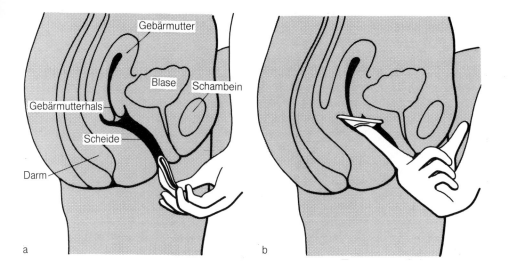

Gebärmutter

Blase Schambein

Gebärmutterhals

Scheide

Darm

a

b

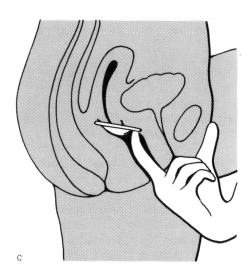

c

Abb. 21: Einsetzen des Diaphragmas. Zwischen Daumen und Zeige- und Mittelfinger zusammendrücken und tief in die Scheide einführen (**a**)*; dann loslassen und mit dem Finger den vorderen Rand in die Schambeinnische schieben. Anschließend durch die Membran den Muttermund tasten und den Sitz kontrollieren* (**b**)*. Zur Entfernung wird mit leicht angewinkeltem Zeigefinger am vorderen Rand gezogen* (**c**)*.*

Ferner können Versager auftreten, wenn ein Diaphragma falscher Größe angepaßt wurde oder wenn beispielsweise nach einer Geburt oder bei Schwankungen des Körpergewichts von mehr als fünf Kilogramm versäumt wurde, die Diaphragmagröße an die neue Situation anzugleichen.

In bestimmten Stellungen, etwa wenn die Frau beim Geschlechtsverkehr auf dem Partner liegt, kann das Diaphragma seine Lage verändern und so zu Pannen führen.

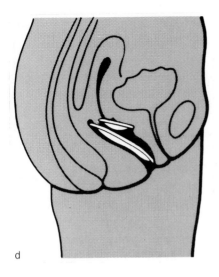

d

*Fehlerhafter Sitz eines zu klein bzw. zu groß gewählten Diaphragmas (**d**).*

Pflege und Haltbarkeit

Die Haltbarkeit eines Diaphragmas hängt von der Pflege und der Häufigkeit der Benutzung ab. Im allgemeinen kann ein sorgfältig gepflegtes Diaphragma etwa zwei Jahre verwendet werden. Zur Pflege wird das Diaphragma mit warmem Wasser und milder Seife gewaschen, gründlich abgespült und getrocknet, damit es nicht verklebt oder einreißt. Um die Restfeuchtigkeit aufzusaugen, dient ein wenig Speisestärke, die in die Diaphragmadose gegeben wird. Das Stärkemehl ist unbedenklich, weil die natürlichen Bakterienkulturen in der Scheide den Abbau problemlos übernehmen. Nicht verwendet werden sollten Talkum oder ähnliche Puder. Zur Kontrolle, ob das Diaphragma noch intakt ist, wird es im gedehnten Zustand gegen das Licht gehalten. Werden dabei Löcher erkennbar, so ist es nicht mehr zu verwenden. Auch bei einer Wasserprobe darf das Diaphragma nicht wasserdurchlässig sein. Normalerweise bedarf es keiner Desinfektion des Diaphragmas; bei Pilzinfektionen der Scheide und anderen Scheidenentzündungen ist sie allerdings unumgänglich. Dazu wird das Diaphragma 15 bis 20 Minuten lang in 70%igen Isopropylalkohol gelegt. Gleichermaßen sind spezielle Desinfektionsmittel verwendbar, wenn sie Gummiprodukte schonen. Dazu zählt z.B. PV-Perox, womit das Diaphragma durch einstündiges Einlegen in eine 2%ige Lösung desinfiziert wird.

Die Portiokappe

Geschichte

Die Portiokappe (Portio = Muttermund) wurde erstmals 1838 von dem deutschen Frauenarzt *Friedrich Adolph Wilde* beschrieben. Er nannte die aus Gummi bestehende kleine Kappe, die über den Scheidenteil des Gebärmutterhalses gestülpt wird, »cautschuk pessarium«. Geläufig sind auch andere Bezeichnungen wie Muttermundskappe, Zervixkappe (Zervix = Gebärmutterhals) oder Okklusivpessar (der Gebärmutterhals wird gegenüber der Scheide dicht abgeschlossen). Anfangs wurde für jede Frau ein Einzelmodell nach einem Wachsabdruck der Zervix angefertigt. Später entstanden auch Muttermundskappen aus anderen Materialien, wie Gold- oder Silberblech, Zelluloid oder aus Plastikstoffen. Zu Beginn dieses Jahrhunderts war die Portiokappe das meist verschriebene Verhütungsmittel. Frauenärzte setzten das Okklusivpessar nach der Periode ein und entfernten es kurz vor der nächsten Regelblutung wieder. Wie das Diaphragma geriet die Portiokappe in den sechziger Jahren in Vergessenheit, als Pille und Spirale die bevorzugten Verhütungsmittel wurden. Mit der Wiederentdeckung des Diaphragmas nimmt auch das Interesse an der Zervixkappe wieder zu.

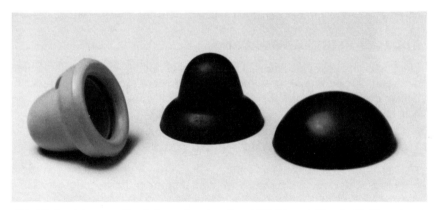

Abb. 22: Portiokappen. Von links nach rechts: Prentif (Ø 25 mm), Vimule (Ø 42 mm) und Dumas (Ø 50 mm).

Beschreibung

Derzeit gibt es drei Typen von Portiokappen, die aus Gummi hergestellt werden *(Abb. 22):*

1. Die *Prentif*-Kappe erinnert an einen Fingerhut und besteht aus einer Gummikuppel mit einem wulstigen Rand, in dem ein ringförmiger Hohlraum

85

eingearbeitet ist. Dadurch kann sich die Kappe an der Basis des Gebärmutterhalses festsaugen und die Portio ganz bedecken. Der innere Durchmesser der Portiokappe bleibt vom Rand bis zur Kuppel gleich. Diese Kappe wird am häufigsten verwendet, insbesondere, wenn der Gebärmutterhals eine glatte Oberfläche aufweist.

2. Die *Vimule*-Kappe ist ein glockenförmiges Pessar mit einem flanschartigen Rand. Sie stülpt sich über den Muttermund, der Rand saugt sich an der Scheidenwand fest. Die Kappe wird bei kleiner Portio mit unregelmäßiger Oberfläche benutzt.

3. Die schalenförmige *Dumas*-Kappe wird selten angepaßt. Sie ähnelt dem Diaphragma, besteht jedoch aus dickerem Material und enthält am Rand keine Spiralfeder. Dieser Rand saugt sich an der Scheidenwand an.

Von allen Typen werden verschiedene Größen hergestellt.

Wirkungsweise

Im Gegensatz zum Diaphragma, das von den Scheidenwänden gehalten wird, stülpt sich die viel kleinere Portiokappe über den Muttermund und saugt sich am Gebärmutterhals oder an der Scheidenwand fest. Damit ist für die Samenzellen der Weg in die Gebärmutterhöhle gesperrt. Die Wirksamkeit der Portiokappe ist an die kombinierte Anwendung mit einer samenabtötenden Creme gebunden. Die Portiokappe wird bis zu 1/3 mit der Creme gefüllt, damit der Muttermund nach dem Aufsetzen in die Creme eintaucht.

Anpassung und Anwendung

Die Portiokappe ist eine Alternative zum Diaphragma bei erschlaffter Scheidenwand. Anpassung, Anwendung und Pflege der Portiokappe entsprechen denen des Diaphragmas. Es sind jedoch noch einige Besonderheiten zu beachten.

Tips zur Anwendung der Portiokappe

1. Die Muttermundskappe sollte wenigstens 30 Minuten vor dem Geschlechtsverkehr eingesetzt werden, damit der Ansaugeffekt wirksam wird.

2. Nach Überstülpen der Kappe wird deren exakter Sitz kontrolliert. Dabei wird mit dem Finger durch die Gummikuppel nach der bedeckten Portio getastet. Anschließend streicht der Finger um den Rand zur »Rundum-Kontrolle«. Ist die Portio nur teilweise bedeckt, muß die Kappe abgenommen und erneut übergestülpt werden.

3. Nach dem Verkehr muß kontrolliert werden, ob die Portiokappe nicht abgekippt ist *(Abb. 23)*.
   Aus Gründen höherer Sicherheit sollte der Partner anfangs gleichzeitig ein Kondom benutzen.

4. Die Kappe muß mindestens sechs Stunden nach dem Verkehr aufgesetzt bleiben.
5. Die Kappe wird entfernt, indem der Rand seitwärts weggedrückt wird, damit sich der Ansaugeffekt löst. Dies kann auch durch Zusammenpressen der Kuppel zwischen den Fingern erreicht werden.
6. Kontrolluntersuchungen in jährlichen Abständen und nach Geburten sind angebracht.
7. Während der Menstruation darf keine Muttermundkappe verwendet werden.

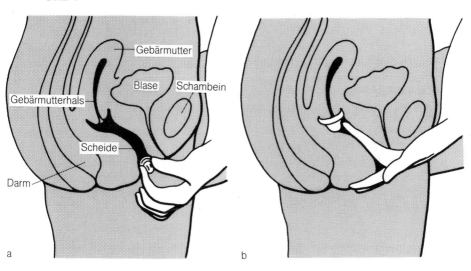

a   b

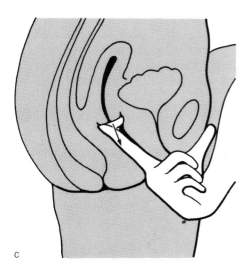

c

Abb. 23: Einsetzen der Portiokappe. Das Gummihütchen wird gefaltet, mit der Öffnung nach oben eingeführt und über den Muttermund gestülpt (a), dann wird mit dem Zeigefinger die »Rundum-Kontrolle« ausgeführt (b). Zur Entnahme drückt der Zeigefinger den Rand seitlich weg (c).

87

8. Die maximale Liegedauer beträgt zwei bis drei Tage. Diese Empfehlung steht im Gegensatz zu früher; es war üblich, die Kappe den ganzen Zyklus über zu tragen und nur zur Zeit der Regelblutung zu entfernen. Nach maximal zwei bis drei Tagen sollte die Portiokappe entfernt werden, da sich sonst leicht bakterielle Entzündungen entwickeln können. Dies führt auch zu einer unangenehmen Geruchsbildung, sie kann auch damit zusammenhängen, daß die verwendete Creme zu lange in dem abgeschlossenen Raum der Kappe blieb.

Welche Frauen sollen keine Portiokappe benutzen?

Die Portiokappe kann nicht benutzt werden von Frauen, die einen sehr unregelmäßig geformten Gebärmutterhals aufweisen, was nach Geburten auftreten kann. Auch kleine Zysten oder Fehlbildungen im Bereich des Gebärmutterhalses sind Gegengründe.

Bei akuten oder öfter auftretenden Entzündungen im Bereich der Eileiter oder Eierstöcke ist die Verhütungsmethode ebenfalls nicht zu verwenden.

Vor- und Nachteile

Vorteile. Gesundheitliche Nebenwirkungen sind bei der Verhütung mit der Portiokappe nicht beobachtet worden. Schon vorhandene Schädigungen der Schleimhaut des Gebärmutterhalses (Zervixerosionen) können eine Besserung erfahren.

Nachteile. Es können Reizerscheinungen am Gebärmutterhals (Zervix) auftreten durch Überempfindlichkeit gegenüber der spermiziden Creme oder auch durch Kratzverletzungen, wenn die Portiokappe entfernt wird. Bei Verwendung der *Vimule*-Kappe ist es möglich, daß Abschürfungen oder Anschwellungen an den Ansaugestellen auftreten.

Häufige Gründe, aus denen Frauen die Methode wieder aufgeben, sind Geruchsentwicklung bei längerer Liegedauer, mögliche Schwierigkeiten beim Aufsetzen und Entfernen der Portiokappe, Störungen beim Geschlechtsverkehr und Angst vor dem Abkippen der Portiokappe, also Zweifel an der Zuverlässigkeit.

Sicherheit und Fehlerquellen

Selbst wenn die Portiokappe regelmäßig benutzt wird und die »Spielregeln« eingehalten werden, ist die Sicherheit des Diaphragmas nicht ganz zu erreichen.

Fehlerquellen sind:
Die Portiokappe wird nicht bei jedem Geschlechtsverkehr benutzt.
Es wird kein Spermizid verwendet.
Häufigster Methodenfehler ist das Abkippen der Portiokappe beim

Geschlechtsverkehr. Dies kann eintreten bei ungenügendem Ansaugeffekt oder auch bei ausgeprägten Größenveränderungen der Zervix während des Zyklus. Daher brauchen manche Frauen mehrere verschieden große Portiokappen.

Auch bei dieser Barriere-Methode hängt die Sicherheit zu einem großen Teil davon ab, daß die Frau eine ausführliche Unterweisung erhält und sich anschließend Zeit nimmt, um mit der Anwendung der Portiokappe vertraut zu werden.

In einigen Jahren stehen möglicherweise neue Arten von Portiokappen zur Verfügung, die echte Vorteile gegenüber dem Scheidenpessar aufweisen (individuell angefertigte Portiokappen mit besserem Sitz und erhöhter Sicherheit).

Schwämmchen zur Empfängnisverhütung

Beschreibung und Wirkungsweise

Seit einigen Jahren wird von Wissenschaftlern und Familienplanungszentren wieder versucht, mit dem altbekannten Verhütungsschwämmchen von *Mary Stopes* in verbesserter Form und im »modernen Gewand« die Palette der mechanisch-chemischen Verhütungsmethoden zu bereichern.

In den USA hat dies zur Entwicklung eines Schwämmchens geführt, das unter dem Namen *Today* im April 1982 von der amerikanischen Arzneimittelbehörde *FDA (Food and Drug Administration)* freigegeben wurde. Inzwischen wird dieses Schwämmchen auch in England, Holland, Norwegen und in der Schweiz als rezeptfreies Verhütungsmittel für den einmaligen Gebrauch zum Verkauf angeboten *(Abb. 24)*.

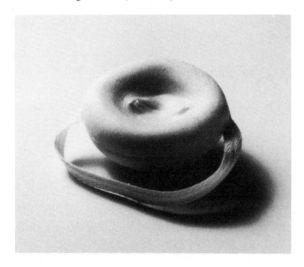

Abb. 24: Schwämmchen. Das Kunststoffkissen (Ø 55 mm) ist mit einem Spermizid getränkt. Die Schlaufe erleichtert die Entfernung.

Der aus Polyurethan-Kunststoff hergestellte Schwamm hat die Form einer 2,5 cm dicken Scheibe mit einem Durchmesser von 5,5 cm. Eine Vertiefung auf der einen Seite soll bei korrekter Lage in der Scheide den Gebärmutterhals aufnehmen, wodurch eine Abdichtung des Einganges erreicht wird. Im Gegensatz zum Diaphragma liegt also nur eine Standardgröße vor.

Ein am Schwämmchen angebrachtes Rückholbändchen soll das Entfernen aus der Scheide erleichtern.

Wesentlich aber ist die vorherige Imprägnierung des Schwämmchens mit einem wirksamen samenabtötenden Stoff (Nonoxinol-9), der alle Poren und Hohlräume des Schwämmchens auskleidet und somit eine stark vergrößerte Oberflächenwirksamkeit entfalten kann. Die Ähnlichkeit mit schaumentwickelnden Verhütungszäpfchen wird hierbei besonders deutlich. In der Schweiz ist ein ähnliches Schwämmchen unter dem Namen *Benzaltex* in den Apotheken erhältlich. Hierbei ist der Polyurethanschwamm mit einem anderen samenabtötenden Stoff kombiniert (Benzalkonium-Chlorid). Die Entfernung des Schwämmchens ist etwas schwieriger, da ein entsprechendes Rückholbändchen fehlt.

Vor- und Nachteile der Methode

Vorteile. Die normierte Größe des Schwämmchens erfordert keine besondere und individuelle Anpassung. Das bequeme und leicht erlernbare Einsetzen, ähnlich wie beim Tampon, wird von vielen Frauen begrüßt. Da das Verhütungsschwämmchen einige Stunden vor dem Geschlechtsverkehr eingeführt werden kann, ist keine Unterbrechung beim Petting erforderlich. Es muß auch keine »Wartezeit« eingehalten werden. Vorheriges Anfeuchten des Schwämmchens erleichtert das Einführen.

Insgesamt ist über einen Zeitraum von 24 Stunden eine Empfängnisverhütung gewährleistet, unabhängig davon, wie oft in dieser Zeit ein Samenerguß in der Scheide stattfindet. Durch die aufsaugende Eigenschaft des Schwammes kommt es nicht zu dem oft beklagten Auslaufen und Schmieren von Spermizidcreme, Zäpfchenmasse und Scheidenflüssigkeit. Gelegentlich wurde aber auch schon eine zu große Schaumentwicklung beobachtet. Verhütungsschwämmchen sind weich und leicht zusammendrückbar. Vom Partner ist dieses Verhütungsmittel in der Scheide nicht zu spüren.

Die bisherige gute Resonanz, die dieses Verhütungsmittel gerade in USA gefunden hat, läßt darauf schließen, daß mit dieser neuen Möglichkeit in der Tat einige entscheidende Verbesserungen gelungen sind. Dies sollte aber nicht über die noch ungelösten Probleme mit dem Verhütungsschwamm hinwegtäuschen.

Nachteile. Länger als 24 Stunden dauernde Einlagen in der Scheide erhöhen das Risiko, daß sich Sekrete aus der Gebärmutter aufstauen, was leichter zu übelriechendem Ausfluß und zu Entzündungen führen kann. Auch das mögliche Entstehen des toxischen Schock-Syndroms (bakterielle Vergiftung, die bei Benutzung von Langzeit-Tampons aufgetreten ist) auf Grund dieser Art Kunststoff-Verhütungsschwämmchen ist immer wieder diskutiert worden.

Sicherheit

Der wesentliche Kritikpunkt an dieser Methode dürfte allerdings in der äußerst schlechten Verhütungssicherheit zu finden sein:
die bisherigen Untersuchungen in verschiedenen Ländern haben Schwangerschaftsraten von 15 bis 25 Schwangerschaften bei 100 Frauen ergeben, die zwölf Monate diese Verhütungsmethode anwendeten. Somit werden sicher-

lich noch einige Veränderungen vorgenommen werden müssen, damit das Verhütungsschwämmchen seinem Namen besser gerecht wird und entsprechend empfohlen werden kann.

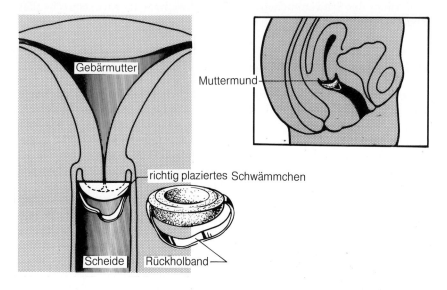

Abb. 25: Einsetzen des Schwämmchens. Mit der Kuhle nach oben (bei Schlaufenmodellen: Schlaufe nach unten) einführen und fest gegen den Gebärmutterhals drücken.

6. Sicherheit

Allgemeine Hinweise

Bei der Auswahl einer geeigneten Verhütungsmethode wird sich jedes Paar auch danach fragen, mit welcher Sicherheit zu rechnen ist. Das Wissen um die Häufigkeit von Versagern, d.h. um das Auftreten von Schwangerschaften trotz Verwendung eines Verhütungsmittels oder einer Methode, beeinflußt die Entscheidung ganz wesentlich.

Die höchstmögliche Zuverlässigkeit ist notwendig, wenn einer Frau aus bestimmten gesundheitlichen Gründen ärztlicherseits von einer Schwangerschaft dringend abgeraten wird. Hierzu könnte das ständige oder zeitweilige Vorliegen von schweren Erkrankungen gehören, wie z.b. Herzfehler, bestimmte Knochenerkrankungen, Muskelschwund oder Krampfleiden.

Eine sehr hohe Verhütungssicherheit wird aber auch von Paaren erwartet, die unbedingt kinderlos bleiben wollen oder auch schon ihre gewünschte Familiengröße erreicht haben und keinen weiteren Nachwuchs mehr haben wollen.

Sofern es sich bei den beschriebenen Situationen um wohlüberlegte und endgültige Entscheidungen handelt, werden bei diesen Paaren sicher die operativen Verfahren der Familienplanung in die engere Wahl gezogen:

Mit der Unterbindung der Eileiter bei der Frau oder der Durchtrennung der Samenleiter beim Mann stehen heutzutage extrem sichere, nebenwirkungsarme und leicht durchführbare Möglichkeiten zur Verfügung.

Diese im allgemeinen (nicht reversiblen) endgültigen Methoden der Empfängnisverhütung werden in den letzten Jahren auch in Deutschland zunehmend mehr in Anspruch genommen.

Die Erwartungen an die Zuverlässigkeit sind natürlich deutlich geringer, wenn es darum geht, gewisse zeitliche Abstände zwischen Wunschkindern einzuplanen, idealerweise also Zeitspannen zwischen ein bis drei Jahren. Eine nicht eingeplante Schwangerschaft, etwa durch das »Versagen einer Verhütungsmethode«, wird in dieser Lebensphase für das Paar nur selten auch gleichzeitig unerwünscht sein und abgelehnt werden.

Für solche »Überbrückungsjahre« können daher bevorzugt Möglichkeiten der Empfängnisregelung gewählt werden, die »nur« *relativ* zuverlässig wirken. Die Benutzer dieser Methoden, die gerade in diesem Buch ausführlich beschrieben werden, können sich beruhigt und sicher fühlen: die Methoden sind gesundheitlich völlig unbedenklich und weisen keinerlei problematische Nebenwirkungen auf.

Der Pearl-Index

In Zusammenhang mit der Zuverlässigkeit wird eine Verhütungsmethode nach der Versagerquote beurteilt. Die Möglichkeit der Berechnung wurde 1932 erstmals von dem Statistiker *Raimund Pearl* angegeben. Der danach benannte *Pearl*-Index gibt die Anzahl Schwangerschaften an, die bei 100 Frauen auftreten, die ein Jahr lang mit ihrem Partner eine bestimmte Verhütungsmethode verwenden. Da sich jedes »Frauenjahr« aus zwölf Zyklen zusammensetzt, bezieht sich diese Versagerzahl jeweils auf 1200 Anwendungsmonate (oder 100 Frauenjahre).

$$Pearl\text{-Index} = \frac{\text{Anzahl Schwangerschaften x 1200}}{\text{Anzahl der Anwendungsmonate}}$$

Beispiel: Wenn 100 Paare ein Jahr lang das Kondom zur Empfängnisverhütung benutzen und in dieser Zeit drei Schwangerschaften eintreten, ergibt sich ein *Pearl*-Index oder eine Versagerquote von »3«.

Dabei bezieht sich die Zahl nicht nur auf die Wirksamkeit des Mittels selbst (sogenannter Methodenfehler, z.B. ein Herstellungsfehler), sondern schließt auch die Versager ein, die durch fehlerhafte Anwendung zustande kommen (z.B. Abrutschen des Kondoms vom schlaff gewordenen Glied).

Da also auch diese durchaus menschlichen Anwendungsfehler bei Berechnung der Zuverlässigkeit einer Verhütungsmethode eine Rolle spielen, wird es verständlich, warum häufig in verschiedenen Statistiken für die gleiche Methode unterschiedliche Versagermethoden ermittelt werden.

Zuverlässigkeit und Erfahrung sind bei der Verwendung der hier besprochenen Methoden der Natürlichen Familienplanung und bei der Benutzung der chemisch-mechanischen Barriere von besonderer Bedeutung. Wenn es Ihnen gelungen ist, die ersten Schwierigkeiten beim Einsetzen des Diaphragmas zu meistern, und Sie auch gelernt haben, das Grübchen des Muttermundes zu tasten, werden Sie zunehmend gelassener, selbstverständlicher und »gekonnter« diese Methode verwenden.

Über diesen »Lernerfolg« können Sie sich mit Recht freuen: Schließlich haben Sie eine neue Verhütungsmethode erlernt und neue Erfahrungen mit Ihrem Körper gemacht. Vielleicht hat dies alles auch dazu geführt, mit dem Partner einmal bewußt und ehrlich über Verhütungslast und -lust zu sprechen, um sich auch über möglichen Kinderwunsch und geplante Elternschaft klarer zu werden. Daraus ergibt sich ein bewußteres Umgehen mit der von Ihnen gewählten Verhütungsmethode. Die überzeugte, regelmäßige und korrekte Anwendung wird sich dann auch in der erreichbaren Sicherheit widerspiegeln. Recht deutlich läßt sich dies an Untersuchungen zur Diaphragmaverwendung in englischen Beratungsstellen für Familienplanung zeigen: je länger die Anwendungsdauer und zunehmende Erfahrung, desto geringer wird die Versagerquote. Wird das Diaphragma als Verhütungsmethode bei Paaren benutzt, die keine weiteren Kinder mehr wollen, ergibt sich eine größere Zuverlässigkeit der Methode (kleiner *Pearl*-Index) als bei Paaren, die das Diaphragma im Sinne einer »Überbrückungs-Verhütung« bis zum nächsten Wunschkind benutzen. Das zunehmende Alter der Benutzerin hat dabei wegen der langsam geringer werdenden Fruchtbarkeit auch einen Einfluß auf die Sicherheit eines Verhütungsmittels. Die Empfängnismöglichkeit nimmt ab dem 35. Lebensjahr deutlich ab. Damit wächst die Sicherheit der Verhütungsmethode.

Damit soll deutlich werden, daß die ausschließliche Angabe des Pearl-Indexes bei der Charakterisierung einer Verhütungsmethode nicht sehr informativ ist. Viel wichtiger (und leider auch wesentlich schwieriger) ist die getrennte Darstellung von Methoden- und Anwendungsfehlern. Hinzu kommen natürlich die Gründe und Ereignisse (z.B. Nebenwirkungen), die wieder zum Wechseln der Verhütungsmethode nach einer bestimmten Zeit führen. Eine solche umfangreichere Wirksamkeits-Analyse liegt der sogenannten »Life-Table-Berechnungsmethode« zugrunde, die seit einigen Jahren zunehmend an Bedeutung gewinnt.

Keine eindeutige Antwort gibt es auf die Frage, wieviele Schwangerschaften sich eigentlich bei 100 Frauen einstellen, die während eines Jahres keinerlei Verhütungsmethoden benutzen. Hier reichen die Angaben in der wissenschaftlichen Literatur von 40 bis sogar 115 Schwangerschaften.

Jede Möglichkeit der Empfängnisregelung wird daher in unterschiedlichem Maße zu einer Verringerung der Schwangerschaftsrate beitragen. Dabei sollte natürlich nicht vergessen werden, daß die Kombination von Methoden (z.B. von Basaltemperatur- und Schleimstrukturbeobachtung) zu einer weiteren Verbesserung der Sicherheit führen kann. Bei erkennbarem Versagen eines Verhütungsmittels (z.B. Abrutschen oder Einreißen des Kondoms) läßt sich durch die sofortige Einnahme der »Pille danach« die Sicherheit deutlich erhöhen. So kann und soll die zusammenfassende Darstellung der Wirksamkeit von empfängnisverhütenden Maßnahmen nur zur Orientierung dienen.

Wirksamkeit von empfängnisverhütenden Maßnahmen

Sichere Methoden (*Pearl*-Index unter 1):
Hormonale Verhütung (»Pille«, 3-Monatsspritze)

Relativ sichere Methoden (*Pearl*-Index 1-5):
Gebärmutterspirale (IUP)
Minipille (enthält nur Gelbkörperhormon)
Basaltemperatur-Methode
Symptothermale Methode (*Rötzer*-Methode)
Kondom (bei erkennbarem Versagen: Pille danach)
Diaphragma mit spermizider Creme
Spermizide (Schaumovulum)

Methoden mittlerer Zuverlässigkeit (*Pearl*-Index 5-10):
Portiokappe (mit spermizider Creme)
Spermizide (Schaumspray)

Unzuverlässige Methoden (*Pearl*-Index 10-30):
Knaus-Ogino (Periodische Enthaltsamkeit)
Billings-Methode (Schleimstruktur)
Spermizide (Scheidentabletten, Vaginal-Creme, -Gel)
Coitus interruptus

7. Fragen aus der Praxis

Gibt es einen zweiten Eisprung am Anfang oder am Ende des Zyklus?
Nein; nach einem Eisprung wird die Heranreifung eines weiteren Eibläschens und Eies durch die Hormonsteuerung verhindert (vergleiche Kapitel: Der normale Zyklus).
Ausnahme: bei zweieiigen Zwillingen gab es zwei Eisprünge, die jedoch am gleichen Tag zur gleichen Zeit, oder mit nur wenigen Stunden Abstand folgten.

Wie erklärt es sich, daß eine Frau schwanger wurde, die nur einmal kurz vor ihrer errechneten Periode Geschlechtsverkehr hatte?
War da nicht ein zweiter Eisprung?
Bei dieser Frau hat sich der Eisprung verzögert bis zu dem Zeitpunkt kurz vor der erwarteten Periode. Die Temperaturmessung hätte über diese Verzögerung Aufschluß gegeben und damit der Frau die Möglichkeit, bewußt die Schwangerschaft zu planen oder zu verhüten.

Wann beginnt der Zyklus?
Mit dem 1. Tag der Periode

Welche medizinischen Nebenwirkungen haben die Methoden der NFP?
Keine, sie sind gesundheitlich unbedenklich.

Was bedeutet der Schleimhöhepunkt?
Das ist der letzte Tag, an dem fruchtbarer Schleim beobachtet wird; dann besteht die höchste Empfängnisbereitschaft.

Wie kann die Frau den fruchtbaren Schleim bestimmen?
Durch Fühlen, Sehen und Riechen.

Welche Beschaffenheit hat der fruchtbare Schleim?
Der fruchtbare Schleim ist fadenziehend wie rohes Eiweiß, spinnbar, vermittelt ein Nässegefühl und hat einen individuellen und für jede Frau charakteristischen Geruch.

Wann beginnen die unfruchtbaren Tage in der Nach-Eisprung-Phase bei Anwendung der Temperaturmethode.
Die sicher unfruchtbaren Tage in der Nach-Eisprung-Phase beginnen nach 3 aufeinanderfolgenden Tagen, an denen die Temperatur um 0,2°C höher liegt als an den vorangegangenen 6 Tagen.

Wann genau ist nach Beobachtung des Schleimhöhepunkts wieder risikolos Geschlechtsverkehr möglich?
Vom Abend des 4. Tages an nach dem Höhepunkt braucht nicht mehr verhütet werden.

Können chemische Verhütungsmittel (Zäpfchen, Cremes) vor Ansteckungen mit sexuell übertragbaren Erkrankungen schützen?

Die meisten Spermizide können zwar die Erreger des Trippers und des Herpes, auch Trichomonaden und einige Pilzarten abtöten, zur Behandlung sind sie aber auf keinen Fall geeignet. Sie stellen auch nur einen gewissen Schutz dar; das Kondom ist hierbei sicher wirksamer. Dies gilt besonders für den Schutz vor der erworbenen Immunschwäche AIDS.

Haben die spermiziden Cremes oder Gels eine schädliche Wirkung?

Nein – (vergleiche Kapitel 5, Seite 57).

Warum muß bei Verwendung von Verhütungszäpfchen unbedingt eine »Wartezeit« eingehalten werden?

Weil sich in dieser Zeit (mindestens 10 Minuten) das Zäpfchen auflöst und erst dann wirksam wird.

Wie sicher ist die ausschließliche Verhütung mit chemischen Mitteln (Zäpfchen, Creme)?

Nicht sicher genug. Nur in Verbindung mit anderen Methoden (z.B. Kondom, Diaphragma) zu benutzen.

Worauf ist beim Kondom-Kauf zu achten?

Kondome mit einem Reservoir sind vorzuziehen, sie sollten elektronisch geprüft sein und das Gütezeichen »dlf« auf der Packung haben.

Wie oft kann ein Kondom benutzt werden?

Einmal, dann wegwerfen.

Woran liegt es, wenn ein Kondom abrutscht?

Es wurde nicht weit genug über das Glied abgerollt oder
es wurde nach dem Verkehr beim Herausziehen nicht am Glied festgehalten. Wenn dies öfter passiert, sollten bevorzugt taillierte Kondome benutzt werden, von den Herstellern auch als »hautnah« oder »hauteng« bezeichnet.

Muß das Kondom mit anderen Verhütungsmitteln gemeinsam benutzt werden?

Nicht notwendig, da bei richtiger Anwendung ausreichend hohe Sicherheit besteht.

Kann das Diaphragma auch ohne spermizide Creme (Gel) benutzt werden?

Nein, das Diaphragma ohne samenabtötende Creme ist nicht sicher genug (vergleiche Kapitel: Diaphragma)

Wann kann das Diaphragma nach einer Geburt wieder als Verhütungsmittel verwendet werden?

Sobald die Beckenbodenmuskulatur wieder ihre ursprüngliche Straffheit erreicht hat. Üblicherweise nach etwa drei Monaten.

<u>Wichtig:</u> Kontrolle der Diaphragmagröße vor der Wiederverwendung nach der Geburt.

Kann das Diaphragma bei schlaffer Beckenbodenmuskulatur z.B. gleich nach der Geburt verwendet werden?
Nein, denn das Diaphragma wird dann nicht von den Scheidenwänden gehalten.
Empfehlung: Beckenbodengymnastik.

Wann kann ein Diaphragma nach einer Fehlgeburt oder nach einem Schwangerschaftsabbruch in der Frühschwangerschaft wieder verwendet werden?
Nach der ersten normalen Regelblutung.

Wie sicher ist das Diaphragma, wenn es nur an den errechneten fruchtbaren Tagen benutzt wird?
Diese Art der Verhütung ist sehr unsicher, da eine sichere Methode (Diaphragma) mit einer unsicheren Methode (Rechnen) vermischt wird.

Mit welchen anderen Methoden kann das Diaphragma kombiniert werden, ohne daß die Verhütungssicherheit leidet?
Mit der Temperaturmethode und der Symptothermalen Methode, oder bei Absprache zwischen den Partnern wechselweise mit dem Kondom.

Wie lange muß das Diaphragma nach dem Geschlechtsverkehr in der Scheide liegen bleiben?
Mindestens 6 Stunden, höchstens 24 Stunden.

Wie oft und wie lange kann ein Diaphragma benutzt werden?
Das Diaphragma wird nach dem Herausnehmen aus der Scheide gereinigt und kann immer wieder benutzt werden. Die Haltbarkeit hängt von der Häufigkeit der Benutzung und der sorgfältigen Pflege ab und beträgt etwa 2 Jahre.

Wie kann ich das Diaphragma überprüfen, ob das Gummimaterial noch in Ordnung ist?
Sie sollten das Diaphragma gegen das Licht halten und dabei dehnen und besonders auf die Zonen in der Nähe der Randspirale achten. Dabei werden poröse Stellen und Löcher sichtbar.
Vorsicht mit scharfkantigen Fingernägeln.

Was ist zu tun, wenn die Frau nach dem Geschlechtsverkehr feststellt, daß die Portiokappe abgerutscht ist?

Mit dem Arzt die Einnahme der Pille-danach besprechen (innerhalb 48 Stunden)

8. Das Wichtigste auf einen Blick

Temperaturmethode

1. Messen und notieren Sie die Körpertemperatur
- jeden Morgen
- annähernd zur gleichen Zeit
- nach dem Aufwachen
- vor dem Aufstehen
- vor jeder anderen Tätigkeit (z.B. Rauchen, Trinken)
- möglichst nach fünf bis sechs Stunden Schlaf
- mit demselben Thermometer
- an derselben Stelle (rektal, vaginal oder oral).

2. Schreiben Sie jede Abweichung von dieser Vorgehensweise auf.

> **Grundregel:** Die unfruchtbaren Tage nach dem Eisprung beginnen nach drei Tagen mit höheren Temperaturwerten, die um mindestens $0,2°C$ höher liegen als die an den sechs vorangegangenen Tagen gemessenen Werte.

Schleimstrukturmethode

1. Jede Frau hat ein für sie typisches Schleimmuster.
2. Empfängnisbereitschaft wird durch Veränderungen der Beschaffenheit des Schleims signalisiert.
3. Die Bestimmung des Schleims erfolgt durch Sehen, Fühlen, Riechen.
4. Bei Wahrnehmung des Schleimzeichens steht Qualität vor Quantität.

> **Grundregel:** Die unfruchtbaren Tage nach dem Eisprung beginnen am vierten Tag nach dem Tag des Schleimhöhepunkts (Optimum, peak-day)

Chemische Verhütungsmittel

1. Gebrauchsanweisung des jeweiligen Präparates beachten.
2. Bei jedem Geschlechtsverkehr verwenden (nicht nur an den »gefährlichen« Tagen).
3. Nur in Verbindung mit anderen Verhütungsmitteln benutzen, z.B. samenabtötende Creme oder Gel gemeinsam mit dem Diaphragma, Verhütungszäpfchen mit dem Kondom.
4. Verhütungszäpfchen möglichst tief in die Scheide einführen.
5. Mindestens 10 Minuten bis zum Beginn des Geschlechtsverkehrs abwarten (damit sich das Zäpfchen auflösen kann).
6. Bei jedem weiteren Verkehr ein neues Zäpfchen benutzen; bei Verwendung des Diaphragmas wird zusätzliche Creme oder Gel mit Hilfe eines Plastikröhrchens (Applikator) in die Scheide eingeführt.
7. Beim Auftreten von Unverträglichkeit (stärkeres Brennen, Juckreiz) sollten Sie ein anderes Präparat ausprobieren. Bei anhaltenden Reizerscheinungen (Möglichkeit der Allergie oder gleichzeitig bestehende Scheidenoder Vorhautentzündung) befragen Sie am besten Ihren Arzt.

Kondom

1. Kondom vorsichtig aus der Packungsfolie entnehmen.
2. Nicht mit rissigen oder spitzen Fingernägeln oder scharfkantigem Ring beschädigen.
3. Beim Petting rechtzeitig Kondom benutzen (vor Berührung des Gliedes mit dem Scheideneingang).
4. Bei erigiertem Glied und zurückgezogener Vorhaut wird das Kondom auf die Eichel aufgesetzt: Daumen und Zeigefinger der einen Hand halten das Reservoir, mit der anderen Hand wird das Kondom über den Penis abgerollt.
5. Nach dem Samenerguß und vor der Erschlaffung das Glied mit dem Kondom aus der Scheide ziehen. Dabei festhalten, damit es nicht abrutscht.
6. Kondome nur einmal verwenden.
7. Nur »elektronisch geprüfte« Markenkondome (Gütesiegel) benutzen, möglichst aus der Apotheke. Bei Automatenpackungen auf äußere Beschädigungen achten.

Diaphragma

1. Das größte Diaphragma, das Sie nach dem Einführen nicht spüren, ist das richtige.
2. Das Diaphragma muß immer zusammen mit einer spermiziden Creme (Gel) verwendet werden.

3. Das Diaphragma kann unmittelbar vor dem Geschlechtsverkehr eingeführt werden.
4. Das Diaphragma muß mindestens sechs Stunden nach dem Geschlechtsverkehr liegenbleiben, sollte aber nicht länger als 24 Stunden in der
Scheide gelassen werden.
5. Kontrollieren Sie nach dem Einführen des Diaphragmas immer seinen
richtigen Sitz durch Tasten des von der Gummimembran bedeckten Muttermundes.
6. Lassen Sie die Größe des Diaphragmas kontrollieren: nach Geburt, Fehlgeburt, Schwangerschaftsabbruch, Scheidenoperationen, Gewichtsverän-
derungen von mehr als 5 kg.
7. Das Diaphragma können Sie auch während der Periode benutzen.
8. Lage: Das Diaphragma wird von den Scheidenwänden gehalten.
Fixpunkte: vorne: Nische hinter dem Schambein
hinten: hinteres Scheidengewölbe

Portiokappe:

1. Verwenden Sie die Portiokappe immer zusammen mit einer spermiziden
Creme (Gel).
2. Die Kappe muß mindestens 30 Minuten vor dem Geschlechtsverkehr eingesetzt werden, damit der Ansaugeffekt wirksam wird.
3. Vergessen Sie nie die »Rund-um-Kontrolle« des richtigen Sitzes.
4. Die Portiokappe muß mindestens sechs Stunden nach dem Geschlechtsverkehr liegen bleiben. Eine Liegedauer von zwei bis drei Tage ist möglich.
5. Während der Menstruation darf die Portiokappe nicht verwendet werden.
6. Lage: Die Portiokappe wird über den Muttermund gestülpt und saugt sich
am Gebärmutterhals fest.

9. Wenn es doch einmal passiert ist,

daß

- jegliches Schutzmittel völlig vergessen wurde (Kondom, Dia, Zäpfchen),
- das Abstinenzverbot nicht eingehalten wurde,
- der Temperaturverlauf und Schleimqualität falsch eingeschätzt wurden,
- Kondom oder Diaphragma eingerissen oder abgerutscht sind,

dann

- sollten Sie möglichst bald (innerhalb von 48 Stunden) Ihren Arzt/Frauenarzt aufsuchen, um mit ihm die Anwendung der

Pille-Danach

zu besprechen.

Weiterführende Literatur

Billings, E. und A. Westmore: Schluß mit der Pille – Empfängnisverhütung mit der Billingsmethode. Ullstein Verlag 1982

Blume, Angelika: Was noch vor der Liebe kommt – Empfängnisverhütung. Mosaik Verlag 1982

Döring, G.K.: Empfängnisverhütung. Thieme Verlag 1983

Frank, P. und E. Raith: Natürliche Familienplanung. Springer Verlag 1985

Nofziger, Margaret: Natürliche Geburtenkontrolle. Irisiana Verlag, D-8961 Haldenwang, 1978

Rötzer, J.: Natürliche Geburtenregelung. Herder Verlag 1985 (14. Aufl.)

Unser Körper – Unser Leben Band I. Handbuch von Frauen für Frauen. Rohwohlt Verlag 1980

Broschüren der Bundeszentrale für gesundheitliche Aufklärung:
- »Wie Sie den Zeitpunkt für ein Kind selbst bestimmen können«

Broschüren der Pro Familia:
- Das Diaphragma. Eine alte Verhütungsmethode neu entdeckt.
- Körperzeichen weisen den Weg. Die natürlichen Methoden der Empfängnisregelung.
- Informationen über Methoden für den »Morgen danach«
- Chemische Verhütungsmittel

Sachverzeichnis

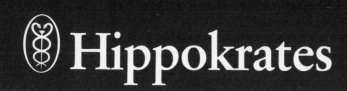

Hippokrates Ratgeber

H. ANEMUELLER, BERNAU/Chiemsee
Gesund leben – aber wie? Ernährung, Körpertraining, Abhärtung, Heilpflanzen, Vorsorge, seelische Zufriedenheit. 3., überarbeitete Auflage 1984, 180 Seiten mit 12 Abbildungen, 14,8 x 21 cm, 298 g, kartoniert DM 26,80   ISBN 3-7773-**0637**-1

V. FAUST, RAVENSBURG-WEISSENAU
Wetterfühligkeit. 1985, 104 Seiten, 14,8 x 21 cm, 192 g, kartoniert DM 19,80
ISBN 3-7773-**0682**-7

H. GOTVED, KOPENHAGEN
Beckenboden und Sexualität. Wirkungsweise und Kräftigung der Muskulatur. Aus dem Dänischen übersetzt von E. v. Herbst, Farum. 1983, 68 Seiten mit 21 Abbildungen, 14,8 x 21 cm, 120 g, kartoniert DM 14,80   ISBN 3-7773-**0623**-1

H. GOTVED, KOPENHAGEN
Harn-Inkontinenz ist überwindbar. Übungen für den Beckenboden. Aus dem Dänischen übersetzt von E. v. Herbst, Farum. 1983, 56 Seiten mit 25 Abbildungen, 14,8 x 21 cm, 110 g, kartoniert DM 14,80   ISBN 3-7773-**0624**-X

F. HAID-FISCHER, STUTTGART
Gesunde Beine – ein Leben lang: Vorbeugen und behandeln. 6., neu bearbeitete und erweiterte Auflage von »Wegweiser für Beinkranke«. 1986, ca. 144 Seiten mit 44 Abbildungen, 14,8 x 21 cm, ca. 270 g, kartoniert ca. DM 26,–   ISBN 3-7773-**0784**-X

P. M. HERMANNS, HAMBURG
Erste Hilfe im Haushalt und Betrieb. Ein Leitfaden für Erste Hilfe und Unfallverhütung. 1986, 120 Seiten, mit 21 Abbildungen und 4 Tabellen, 14,8 x 21 cm, 180 g, kartoniert DM 19,80   ISBN 3-7773-**0723**-8

A. HESSE, BONN; J. JOOST, INNSBRUCK
Ratgeber für Harnsteinpatienten. 1985, 136 Seiten mit 43 zum Teil farbigen Abbildungen, 10 Tabellen, 14,8 x 21 cm, 226 g, kartoniert DM 24,80   ISBN 3-7773-**0664**-9

D. KLEINMANN, FELLBACH
Sport als Medizin für jedermann. 1985, 192 Seiten mit 27 Abbildungen und 11 Tabellen, 14,8 x 21 cm, 308 g, kartoniert DM 26,–   ISBN 3-7773-**0700**-9

(Preisänderungen vorbehalten)

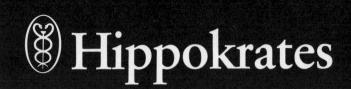

Hippokrates Ratgeber

K. O. KUPPE, BAD WÖRISHOFEN
Kneippkur – gestern, heute, morgen. 1980, 144 Seiten mit 23 Abbildungen, 14,8 x 21 cm, 240 g, kartoniert DM 18,– ISBN 3-7773-**0068**-0

B. LUBAN-PLOZZA, ASCONA
Schlaf Dich gesund. Mit einer Anleitung für das Autogene Training und für das Psychosomatische Training. Unter Mitarbeit von H. H. Dickhaut, Wien. 6., überarbeitete und erweiterte Auflage 1985, 96 Seiten mit 4 Abbildungen und 2 Tabellen, 14,8 x 21 cm, 162 g, kartoniert DM 18,– (In der Schweiz zu beziehen über den »Antonius Verlag« Solothurn.) ISBN 3-7773-**0724**-6

A. und D. VAN LYSEBETH; BRUXELLES
Meine tägliche Yogastunde Aus dem Französischen übersetzt von Fritz Müser, Marl. 1981, 296 Seiten mit 177 Abbildungen, 22,5 x 21 cm, 880 g, gebunden DM 48,– ISBN 3-7773-**0538**-3

B. REINHARDT, BAD AIBLING
Die stündliche Bewegungspause. 1983, 140 Seiten mit 71 Abbildungen, 14,8 x 21 cm, 240 g, kartoniert DM 24,80 ISBN 3-7773-**0598**-7

T. SAUTTER, ESSLINGEN a. N.
Unerfüllter Kinderwunsch – ein Schicksal? Was eine Frau und ein Mann über normale Empfängnis und unerfüllten Kinderwunsch wissen sollten. 1986, ca. 104 Seiten mit Abb., 14,8 x 21 cm, ca. 150 g, kartoniert ca. DM 18,– ISBN 3-7773-**0785**-8

G. SENG, STUTTGART (Hrsg.)
Naturheilverfahren und Homöopathie. Methoden, Krankheiten und ihre Behandlung. Unter Mitarbeit von J. Abele, Schloß Lindach; H. Anemueller, Bernau; H. Baltin, Rosenheim; H. Gäbler, Karlsruhe. 1986, 280 Seiten mit 18 Tabellen, 15,5 x 23 cm, 542 g, gebunden DM 39,80 ISBN 3-7773-**0726**-2

M. WILHELMI-BUCHINGER, ÜBERLINGEN/MARBELLA
Die Buchinger-Methode. Fasten als Weg zur Heilung und Gesundheit. 1984, 76 Seiten, 14,8 x 21 cm, 132 g, kartoniert DM 14,80 ISBN 3-7773-**0648**-7

(Preisänderungen vorbehalten)